W0313339

Belting, Gohr (Hg.): Kunstwerk

Schriftenreihe
der Staatlichen Hochschule
für Gestaltung Karlsruhe
Herausgegeben von Heinrich Klotz

Band 8
Herausgegeben von
Hans Belting und Siegfried Gohr

Hans Belting
Siegfried Gohr (Hg.)

Die Frage nach dem Kunstwerk unter den heutigen Bildern

Cantz Verlag

1. Auflage Stuttgart 1996

Redaktion Ulrich Schulze
Ausstattung Holger Jost, Karlsruhe
Herstellung Dr. Cantz'sche Druckerei
Printed in Germany
ISBN 3-89322-873-x

Inhalt

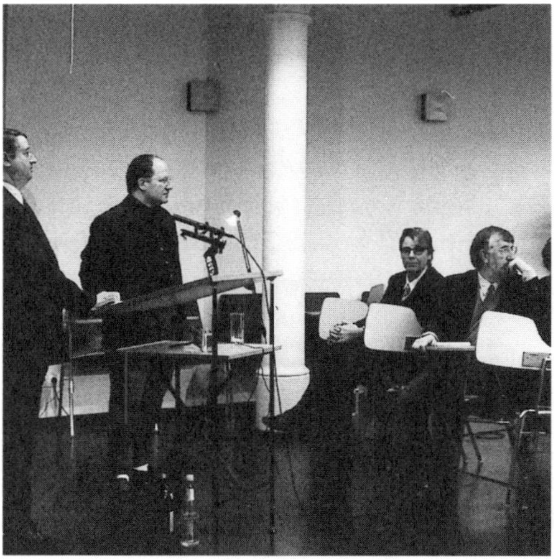

Karlsruher Workshop für Kunstwissenschaft 1995

Hans Belting und Siegfried Gohr

Vorwort

Die Kunstwissenschaft bildet eines der beiden Theoriefächer an der 1992 gegründeten Staatlichen Hochschule für Gestaltung in Karlsruhe. Mit dem hier vorgestellten Workshop trat sie nach drei Jahren erstmals an die Öffentlichkeit. Am 24. und 25. November 1995 fand der erste ›Karlsruher Workshop für Kunstwissenschaft‹ statt, dem weitere Veranstaltungen dieser Art folgen sollen. Nicht alle, die wir zu dieser Tagung eingeladen haben, konnten daran teilnehmen. Nicht alle, die auf dieser Tagung gesprochen haben, konnten ihren Text zu dem vorliegenden Band beitragen. So soll das Tagungsprogramm, das wir abdrucken, im Unterschied zum Inhaltsverzeichnis der gedruckten Beiträge, Zeugnis ablegen vom Verlauf und vom Inhalt der Tagung. Die Frage, die wir den Referenten gestellt haben, beschäftigt viele, die mit der Szene der neuen Medien vertraut sind. Diese überfluten uns mit Bildern. Aber lassen sich solche Bilder noch auf den Begriff der Kunst bringen? Die ›Medienkunst‹ enthält diesen Begriff im Namen, und doch benutzt sie ihn oft nur als Losung für die Freiheit, die sie braucht, um sich den Zwängen von Konsum und Unterhaltung zu entziehen. Aber auch in der allgemeinen Kunstszene ist die Frage nach dem Kunstwerk, wenn man sie ernst nimmt, zur Schlüsselfrage der

Kunstkritik geworden. Natürlich war es allen Referenten freigestellt, ein Thema zu finden, mit dem sie ihre gegenwärtigen Arbeitsthemen vorstellen konnten. Wir wollten diese Spontaneität erhalten, um ein Gespräch über all das führen zu können, was heute Kunsthistoriker und Philosophen bewegt, die auf die Gegenwartskunst blicken.

Die Tagung begünstigte diesen spontanen Charakter schon durch den provisorisch hergerichteten Tagungsort. Im Dachgeschoß des künftigen Standorts der Hochschule, an dem die Kunstwissenschaft im Herbst 1997 untergebracht sein wird, erhielt die Veranstaltung den angemessenen Werkstattcharakter. Im Jahr 1997 wird sich die Hochschule gemeinsam mit dem Zentrum für Kunst und Medientechnologie (und seinen beiden Museen) der Öffentlichkeit präsentieren. Einstweilen sind nur einige Praxisfächer, wie Graphikdesign, Szenographie und Fotografie umgezogen. Die anderen Fächer bleiben bis dahin noch in einem ehemaligen Brauereigebäude im Vorort Grünwinkel untergebracht, also dort, wo die Hochschule gegründet wurde. Damals begann der Studienbetrieb im Fache Kunstgeschichte, ohne daß auch nur ein einziges Buch oder Diapositiv vorhanden war. Heute kann sich die Bibliothek mit etwa 18 000 Bänden schon sehen lassen, und das gleiche gilt auch für die Mediathek.

Der Name ›Kunstwissenschaft und Medientheorie‹ war ein erster Versuch, die Öffnung der Kunstgeschichte auf die neuen Medien, überhaupt auf alle technischen Medien und die elektronischen Techniken, zu symbolisieren. Innerhalb eines Probelaufs, den der Wissenschaftsrat begutachten soll, entwickelte sich zwischen Kunstwissenschaft und Philosophie (Philosophie und Ästhetik) an der Hochschule eine Diskussion über die beiderseitigen Inhalte und die Abgrenzung voneinander, welche auch die endgültige Benennung tangieren wird. Im Augenblick sind im Gespräch: Kunstwissenschaft und Mediengeschichte sowie: Medientheorie und Kulturphilosophie. In der Kunstwissenschaft liegt der Akzent auf den Bildkünsten und auf den Bildmedien im engeren Sinne, in der Medientheorie auf der Kulturtheorie und den Medien im allgemeinen Sinne. Historische und theoretische Fragen, empirische und konzeptuelle Arbeitsweisen finden im Dialog der beiden Fächer ihren systematischen Ort.

Bei alledem ist die Integration der Karlsruher Kunstwissenschaft in den Verbund des Faches Kunstgeschichte an deutschsprachigen Hochschulen beschlossene Sache. Es war nicht die Absicht des Hochschulgründers, Heinrich Klotz, ein neues Fach einzurichten. Vielmehr wollte er in Karlsruhe das Signal für eine Erneuerung der deutschen Kunstwissenschaft geben. Studienwechsler sollen ebenso wie Kooperationen mit anderen Hochschulen (z. B. der Technischen Universität Karlsruhe und der Universität Heidelberg) dem Karlsruher Modell Resonanz verleihen. Die Öffnung des Faches auf die neuen Medien bedeutet ebenso wenig wie im Falle der Philosophie einen Verlust der historischen Tiefe. Kunst kann nur vor einem historischen Hintergrund verstanden werden: das beweist die schwierige Kunstdiskussion in anderen Kulturen. Andererseits ist es evident, daß Kunstgeschichte immer schon Mediengeschichte gewesen ist, bevor noch die technischen Medien auf den Plan traten. Es ist also sinnvoll, Mediengeschichte und Medienanthropologie nicht gegen die Kunstgeschichte, sondern mit ihren Methoden und ihrer Erfahrung zu treiben. Die ›Kunstgeschichte nach dem Ende der Kunstgeschichte‹, wie sie einer der Unterzeichneten in einem kleinen Buch dargestellt hat, findet in Karlsruhe eine Gelegenheit zur künftigen Bewährung.

Die Nähe von Praxis und Theorie, die den Grundstein des Karlsruher Modells bildet, hat über den hiesigen Rahmen hinaus allgemeinste Bedeutung. Der Kerngedanke liegt im Grundsatz einer polyzentrischen Ausbildung der Studierenden, die damit eine größere Flexibilität für das heutige Berufsleben erwerben. Im Karlsruher Modell wird die Nähe zur künstlerischen Praxis, welche sich im Gespräch zwischen Künstlern und Wissenschaftlern bewährt, ergänzt um das Angebot von technologischen Erfahrungen, die in den verschiedenen Studios der Praxisfächer und künftig in den Einrichtungen des ZKM erworben werden können. Von dieser Symbiose zwischen Theorie und Praxis kann das Studium der Kunstwissenschaft nur profitieren. Die Frage nach dem Kunstwerk, die das Thema des ersten Karlsruher Workshops für Kunstwissenschaft war, führt ins Zentrum einer Diskussion, die an der Hochschule ständig auf der Tagesordnung steht.

Der Titel des Workshops ›Die Frage nach dem Kunstwerk unter den heutigen Bildern‹ ging von der Beobachtung aus, daß durch die Entwicklungen der letzten Jahrzehnte zwischen traditionellen und neuen Medien Überschreitungen und Erweiterungen stattgefunden haben, deren Auswirkungen in die eine wie in die andere Richtung von der Kunstwissenschaft erst noch zu erfassen sind. Deshalb wurde keine These und kein Thema im engeren Sinne als Bezugspunkt der Beiträge vorgeschlagen, sondern eine Überschrift gewählt, die einen zwanglosen Austausch von Analysen und Argumenten ermöglichen sollte. Die offene Situation unserer Veranstaltung regte tatsächlich ausgreifende Diskussionen an, so daß eine wesentliche Vertiefung und Auslotung auch jenseits der hier gedruckten Vorträge stattfinden konnte. Deshalb reagierten einige Redner in ihren hier gedruckten Manuskripten auf die Karlsruher Erfahrungen. Auf diese Weise erhielt das Gespräch in den beiden Tagen der Veranstaltung eine klärende und weiterführende Aufgabe, so daß vermieden werden konnte, alleine auf das Anhören einer Reihe von eindrucksvollen Vorträgen angewiesen zu sein.

Der erste Beitrag von Anne-Marie Bonnet entwickelte kritische wie originelle Fragen zum Stand des Faches Kunstwissenschaft unter Berufung auf Marcel Duchamps *Großes Glas*, auf Gerhard Richters Bilderskepsis und durch die zentrale Thematisierung des Körpers in den bildenden Künsten; sie spannte einen weitgefächerten Bogen zu den Neuen Medien und zu den Krisen, in denen das Bild, die Kunst und das eurozentrische Weltbild sich befinden.

Karl Clausberg konzentrierte die Aufmerksamkeit auf die Veränderungen der Perspektive seit ihrer Wiederentdeckung nach 1400 innerhalb der künstlerischen Praxis und innerhalb des kunsttheoretischen Diskurses, der im Verstehen des Sehens meist eine Analyse des eigenen Standorts implizierte. Der materialreiche Vortrag zog die Linien aus bis zu neuen perspektivischen Erfahrungen im Cyperspace, die den Begriff des ›Dispositivs‹ als angemessen und fruchtbar erscheinen lassen.

Um 1960 scheinen die Entwicklungen zu neuen Medien in der Kunst eine entscheidende Wendung zu nehmen, wie die Ausführungen und Beispiele von Dieter Daniels belegen konnten. (Der Text dieses Vortrags wird in einer eigenen Veröffentlichung vorgelegt.)

Ausgehend von Herders Wort an Goethe: ›Für Sie ist alles nur Blick‹, hat Roland Recht Gedanken und Anmerkungen über das Sehen in der Zeit um 1800 zu einem anschaulichen Tableau zusammengesetzt, das schließlich im Landschaftsbild der Zeit seinen gemäßen Ausdruck findet.

In seinem dichten Text bewegte Rolf Sachsse sich virtuos auf der Grenzlinie zwischen Medien und Kunst, zwischen einer qualifizierten Kommunikation und dem Unbekannten, das die menschliche Existenz den technischen Systemen immer wieder entgegensetzt. Er berührt zahlreiche technische und soziale Entwicklungen sowie philosophische und kommunikationstheoretische Positionen, so daß ein Überblick gegeben wird auf die Versuche, dem Kunstwerk von der technischen Seite der Medien beizukommen.

Walter Seitter gelangte nach der Entwicklung eines umfassenden Begriffs der Erscheinung und nach einer Apologie von ›Darstellungsnotwendigkeit‹ zur Analyse einer politisch gewünschten Repräsentation, die trotz der immer wieder zu beobachtenden Krisen sicherstellt, daß Kunst in einem auf alle Erscheinungen ausgedehnten Bereich einschließlich der neuen Medien und Kommunikationssysteme entsteht. Der Bedarf des Menschen nach einem ›Darstellungsbedarf‹ gibt die Basis an.

Einen Bild-Wechsel aufgrund intermedialer Gestaltung behandelte Yvonne Spielmann in ihrem Beitrag, der Struktur und Verfahren in den Mittelpunkt einer luziden Analyse stellte, die Positionen von Godard und Greenaway einbezog und anhand des Begriffspaares Medialität und Intermedialität die Auswirkungen der Digitalisierung darstellte. In einem erweiterten Rahmen der Diskussion von Zeit, Bewegung und Raum im Hinblick auf einen strukturellen Medienvergleich gelangte die Autorin zu Kategorien wie ›Bildintervall‹ und ›visueller Cluster‹, um schließlich zu einer Ästhetik intermedialer Bildgestaltung zu gelangen, die erneut anhand von Greenaways Filmen diskutiert wurde. Der Effekt der Verräumlichung, angeregt durch die Konzeptkunst, wurde als Phänomen in verschiedenen Passagen des Textes sichtbar gemacht.

Auf das Wechselspiel zwischen den medialen Bildern und physischen Stoffen macht der Beitrag von Monika Wagner aufmerksam. Immaterielles Bild und echter Naturstoff treten in Werken Shigeko Kubotas beispielhaft in einen Zusammenhang. Wagner bezog in ihrer dialektisch geführten Darstellung dieser Beziehung in einer höchst originellen Wendung die Medialisierung der Waren mit ein, wie sie anhand der Weltausstellung in London von 1851 und der berichterstattenden Kritik zu beobachten ist. Die Kunst der Malerei behielt jedoch damals die Aufgabe, die Materialtität des Werkes sichtbar zu halten. Aus dieser Autonomie entwickelt sich ein doppelter Weg, der zum Verschwinden des Materials und zu seiner Rückgabe als Kunst führte, wie dies 1851 emblemhaft sichtbar geworden war.

Von der Seite der Kunstkritik ausgehend, umriß Thomas Wagner die Aporien von Kriterien und Formulierungsmöglichkeiten. Die veränderte Rolle des Kritikers beweist nicht nur ein

Fehlen einer objektiven oder normativen Beurteilungsgrundlage, sondern auch eine Unübersichtlichkeit der Objekte der Kritik, die verschiedene Diskurse und Sprachebenen zu erfordern scheinen. Die neuen Medien lassen sich noch nicht mit einem neuen Vokabular erfassen, da es noch nicht die entsprechende Theorie gibt, die das theoretische Rüstzeug zur Verfügung gestellt hätte. Die Kunstwissenschaft forderte der Autor auf, an dieser Begriffsbildung aktiv mitzuwirken, um selbst weiterbestehen zu können.

Zum Abschluß des Workshops trug Horst Bredekamp eine Reihe von provokativen und pessimistisch gefärbten Überlegungen zu Cyberspace und Internet vor. Bredekamp machte den politischen Ursprung dieser neuen Ausprägungen der Medien im amerikanischen strategischen Denken sichtbar. Seine Analyse von ›Cyberspace and the American Dream: A Magna Charta for the Knowledge Age‹ gelangt zu dem Schluß, daß die Interpretation des Cyberspace als fortschrittlich, avantgardistisch oder gar künstlerisch nicht aufrechtzuerhalten ist. Die politisch von Bredekamp als negativ, da antiaufklärerisch eingeschätzten Wirkungen von Cyberspace könnten nur beantwortet werden mit einer ›Ikonisierungsschule‹, die eine Analogie zu früheren Alphabetisierungskampagnen darstellen würde.

Die Zusammenschau der Vorträge ergibt das Bild eines Faches, das sich in Bewegung befindet und mit zahlreichen Modellen Wege zu beschreiten versucht, die eine neue Nähe zur Theoriebildung wie zur kulturgeschichtlichen Methode weisen werden. Die Frage, wie sich der Begriff des Kunstwerks in dem von uns diskutierten kulturellen wie gesellschaftlichen Feld verändern wird, bleibt dabei offen und spannend.

Programm des Karlsruher Workshops für Kunstwissenschaft

Karl Clausberg	*Körperzentriert oder selbstdistanziert? Orte der Perspektive*
Anne-Marie Bonnet	*Bild-Körper/Körper-Bild. Die Kunstgeschichte, eine ›Junggesellenmaschine‹?*
Karlheinz Lüdeking	*›Spuren, Chiffren …‹ Zwei Konzeptionen des Bildes*
Yvonne Spielmann	*Bausteine zu einer Theorie intermedialer Bildgestaltung*
Walter Seitter	*Von der Widerspenstigkeit der Erscheinungen*
Rolf Sachsse	*Von der Mediokrität der Medien, oder: Wieviel Megabyte machen ein Kunstwerk*
Beat Wyss	*Ikonologie des Unsichtbaren. Kontexte der Abstraktion*
Dieter Daniels	*Die (Er)Findung des Fernsehens durch die Kunst*
Monika Wagner	*Authentizitätsversprechen medialer Bilder und physischer Stoffe*
Monika Steinhauser	*Images stimuli. Boltanskis Kunst nach dem Holocaust*

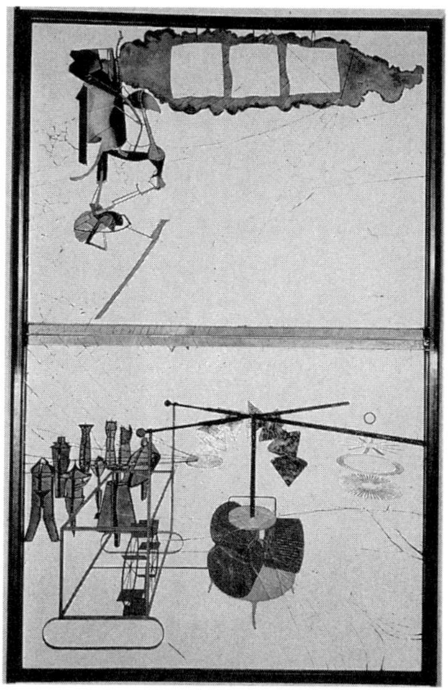

Abb. 1. Marcel Duchamp: *Das große Glas* (1915–23).

Anne-Marie Bonnet

Bild-Körper / Körper-Bild
Die Kunstgeschichte, eine Junggesellenmaschine?[1]

Die Fragestellung des Workshops scheint zu implizieren, daß es Vereinbarungen darüber gebe, was heute in der Kunst*wissenschaft* einerseits unter ›Kunstwerken‹ und andererseits unter ›Bildern‹ zu verstehen sei. Ich glaube jedoch, daß gerade der Mangel an Konzepten dessen, was unter ›Werk‹, gar *Kunst*werk, oder ›Bild‹[2] verstanden werden will, ein ›wunder Punkt‹ im kunstwissenschaftlichen Vorgehen ist (zumindest im allgemein üblichen). Dieses Manko mag auch die Schwierigkeiten des Faches im Umgang mit moderner oder zeitgenössischer Kunst erklären, die sich ja nicht selten gerade auch durch die Auflösung bzw. Aufhebung überlieferter Werkkategorien hervortut. Hier in Karlsruhe, an einem Ort, an dem mit neuen Medien, sprich: neueren Weisen der Bildgenerierung, experimentiert wird, mag dieses Defizit besonders akut spürbar werden.

Die Formulierung ›unter den heutigen Bildern‹ spielt vermutlich auf die Tatsache an, daß man mit der Kategorie ›Bild‹ heutzutage nur noch einen geringen Anteil der Kunstproduktion zu erfassen vermag. Die Produkte der neuen Repräsentationstechnologien (Bereich ›Neue Medien‹) oder die Kontextkunst (mit der Hinterfragung sozio-kultureller Codes und der Repräsentationssysteme befaßt, oft größerer Komplexe, in denen ›Bild‹ nur mehr ein Indiz, Material ist), um nur zwei Beispiele neuerer Zeit zu benennen, können damit kaum adäquat bestimmt werden. ›Unter den Bildern‹ mag aber auch unsere Kultur der Bilderflut meinen, die globale Penetration durch massenmedial vermittelte Bilder. Allenthalben wird über unsere visuelle Kultur und die besagte ›Bilderflut‹ geklagt. Es sei hier zunächst eine polemische Frage gestattet: Bilder allenthalben, na und? Sind ›Bilder‹ nicht eigentlich das Gewerbe des Kunsthistorikers? Demnach wäre die große Zeit des Faches gekommen. Warum also das Klagen, die Skepsis? Ich vermute: Eben weil das Fach es bisher verpaßt hat, sich über den Wandel unserer Kultur und deren ›Ikonomanie‹[3] ernsthaft Gedanken zu machen bzw. dies weitgehend anderen überlassen hat, neben den Philosophen unter anderen den Werbefachleuten und den Massenmedien. Aber ich greife zu weit vor, wenn ich schon jetzt nach der Kunstgeschichte bzw. Kunstwissenschaft im *Kontext heutiger Bildkultur* frage.

Hat sich das Fach nicht schon viel früher entzogen, etwa als es sich weigerte, die Veränderungen von Bildlichkeit, des Verhältnisses Bild/Wirklichkeit und den Wandel der Wahrnehmungsformen durch das Aufkommen der *Photographie* zu reflektieren? Nicht nur die Bilder ändern sich, sondern auch das *Sehen* und die *Wahrnehmung*. Jedes neue Medium verändert die bestehenden Wahrnehmungsorganisationen, somit auch den Begriff von Wirklichkeit, dennoch hinterfragt das Fach Kunstgeschichte in diesem Zusammenhang nur zu selten die benutzten Realitäts- und/oder Bildbegriffe. Seit wann z. B. wird Photographie als Medium (der Wirklichkeits- und Bildsubversion z. B.) überhaupt kunsthistorisch mitgedacht? Auf diese Fähigkeit des Faches, vollkommen losgelöst von den realen Abläufen nicht nur in den bildenden Künsten bzw. jene verdrängend, gleichsam sich selbst befriedigend, weiter zu gedeihen, verweist meine Frage nach der ›Kunstgeschichte als Junggesellenmaschine?‹

So möchte ich vorerst das Verhältnis des Faches zu seinem Objekt, sprich: zur Kunst, vergleichen mit jenem der Junggesellen im unteren Glasbereich zur Braut im oberen in Marcel Duchamps *Großem Glas* (Abb. 1). Wie die Junggesellen ihre Schokolade selber reiben bzw. die Braut zwar entkleiden, ihre Jungfräulichkeit aber nie gefährden, sprich: ihren wahren Leib unangetastet lassen, so berührt die Kunstwissenschaft allzu selten die wahre sinnliche Befindlichkeit eines Werkes in seinem Hier und Jetzt. Wie Duchamp nicht mehr an eine Begegnung mit bestehender Kunst – sprich: mit sinnlicher retinaler Kunst – glaubte, keine Möglichkeit mehr sah, ›den Mal-Akt mit jener sexuellen Metastasis – im Verhältnis von Künstlern, Leinwand und Malmaterial – auszuführen‹,[4] so scheinen auch die Kunstwissenschaft aus dem Kunstwerk ein ›Objekt des intellektuellen Pettings, ein Instrument zur Stimulation der Einbildungskraft, ohne daß diese je an ihr Ziel gelangen könnte‹[5] gemacht zu haben.

Duchamp stellte das System der Repräsentation selbst in Frage. Auch sein Einsatz der Sprache verwies auf die Spaltung des Subjekts, auf dessen Nicht-Identität in der Sprache, im oder als Bild. Wenn er dennoch Bilder herstellte, so betonte er deren Charakter als Projektionsfläche (*Tu m* von 1918) oder versuchte, mittels Glas die ›Körperlichkeit‹ der Bildfläche zu unterlaufen. So überrascht sein letztes Werk (*Etant donnés*, 1946–66), erscheint es doch retinal, geradezu voyeuristisch, was aber wohl eher als Kritik der ›voyeuristischen Struktur der modernen Kultur‹[6] zu interpretieren ist. Duchamp lockt den Betrachter in die Falle, er wird in seinem Voyeurismus[7] genauso entblößt wie die dargebotene Frau. Diese Entmystifizierung des Verhältnisses zwischen Betrachter und Kunstwerk wurde zwar erkannt, aber in der Kunstgeschichte nicht weitergedacht. Die bildnerische Produktion nach Duchamp wird in der Kunstwissenschaft weitgehend so behandelt, als habe sich der Status der Werke weder durch die Photographie noch durch Duchamp verändert. Meines Erachtens ist z. B. das Beharren von Malern wie Matisse oder Picasso, auch nach und trotz Duchamp und Photographie, von einer anderen Bedeutung, als malten sie weiterhin in ungetrübter malerischer Selbstverständlichkeit. Duchamps gesamtes Spätwerk kreist um den Blick, das Sehen (Erotik, Auge, Sinnlichkeit).[8] Dem wurde indessen weniger Aufmerksamkeit geschenkt als der Substitution der falschen retinalen Wirklichkeit durch einen konzeptuellen Realismus.

Die Sabotage der überlieferten Kategorien der Bildenden Künste, vom Dadaismus begonnen und von Duchamp weitergeführt, wurde nochmals in den 60er Jahren virulent. Damals ereigneten sich erneut fundamentale Umbrüche (im übrigen. oft im unmittelbaren Anschluß an Duchamps Vorgaben), geradezu Paradigmenwechsel: Man sprach vom ›Ausstieg aus dem Bild‹ (L. Glozer)... Spätestens seit Warhol könnte man m. E. z. B. den Begriff ›Werk‹ durch ›Produkt‹, ›Stil‹ durch ›Marken- oder Warenzeichen‹ (heute würde man sagen: corporate identity) und Bild durch ›image‹ ersetzen. Das kunstwissenschaftliche Denken blieb davon weitgehend unberührt. Auch die erste Medientheorie McLuhans,[9] deren Tragweite hinsichtlich der Analyse der gesellschaftsgestaltenden Rolle der Medien erst heute richtig verstanden wird, wurde ignoriert, wie ja auch alle neuen Werkarten jenseits des Bildes, die aus Happening, Fluxus usw. entstanden. Wenngleich also die Kategorie ›Bild‹ problematischer geworden war/ist denn je, will ich mich vorerst, in Ermangelung einer besseren, noch einmal darauf einlassen, um auf die Fragestellung des Workshops eingehen zu können.

Hierfür möchte ich einen Sprung in die Gegenwart machen. Ich habe gewissermaßen ein Doppelthema gewählt: zum einen das Phänomen der *dialektischen Reibung* (oder Kontaminierung) zwischen Malerei und Photographie und deren Auswirkung auf den Bildbegriff, zum anderen das scheinbar davon völlig getrennte Phänomen einer zunehmend virulenter werdenden *Thematisierung des Körpers* bzw. des Bildes vom Menschen.

Bereits Gerhard Richters sog. Photomalerei artikuliert seit den 60er Jahren die Skepsis, im Medium des Bildes überhaupt zur Erkenntnis des Wirklichen vordringen zu können. Sie veranschaulicht die Unzulänglichkeit der sinnlichen Wahrnehmung von Realität und das Verhältnis zum medienfundierten Wirklichkeitsverständnis. Jedes Bild Richters ist eine Reflexion über die eigene Malerei und ›ein malerischer Beitrag zur Frage nach dem Sinn, den die Malerei und das Bild überhaupt in unserer Zeit noch haben können‹.[10] Die Arbeit der heutigen Photographengeneration, insbesondere jener, die sich mit dem Thema Bild und Malerei auseinandersetzt (Sherman, Ruff, Struth, Wall, Graham, van Lamsweerde etc.) ist geprägt von fundamentaler Skepsis bzw. Infragestellung der ›Zeugenschaft‹-Qualität der Photographie, ihrer vermeintlichen Dokumentationsfähigkeit. Interessanterweise geht dieses Hinterfragen der ureigenen Eigenschaften des Mediums Photographie einher mit einer seltsam anmutenden Revitalisierung ›klassischer‹ Gattungen der Tafelmalerei (übrigens auch schon bei Warhol): Portrait, Stilleben, Landschaft, Vedute, Gruppenbild (Clegg and Gutman), Historien- und Panoramabild oder gar der unmittelbaren Auseinandersetzung mit der ›großen Tradition‹ der Kunstgeschichte des Bildes (Wall, Struth, Sherman). Das Bewußtsein, daß Bilder konstruiert sind, geprägt gleichermaßen durch das individuelle wie durch das kollektive, kulturelle Gedächtnis, ist genauso allgegenwärtig wie das Wissen um deren Beitrag zur Bewußtseinsindustrie.

Wenn von der Krise des Bildes gesprochen wird, kommt nicht selten eine *dialektische Dynamik* zwischen dem Physischen und dem Bildlichen, ja dem Körperlichen (des Künstlers selbst oder seines Modells) einerseits und der Beschaffenheit des Bildes andererseits zum Tragen. Besonders deutlich zeigte sich dies (erneut nach Duchamp) in den 60er Jahren, als körperliche Prozesse und Angriffe auf den Bildkörper nahezu allgegenwärtig waren (am ausgeprägtesten im Orgien Mysterien Theater und dann in der sog. body art). Nun, in den 80er und besonders in den 90er Jahren kann geradezu von einer erneuten *Rückkehr des Körpers* gesprochen werden, wenn auch auf ganz andere Weise. Die Ansätze der body art öffnen sich jetzt für Probleme der Identität, der Erscheinung, des Aussehens. Nicht selten wird der Körper benutzt oder die Kleidung eingesetzt, hinterfragt. Es handelt sich um Fragen nach den Grenzen zwischen dem Menschen und seiner Umwelt (gedanklich und faktisch). Fragen nach den soziokulturellen Codes sowie den Repräsentationssystemen und deren Weise, sich dem Menschen einzuschreiben, via Verkleidung oder unmittelbar in den eigenen Leib, die eigene Epidermis.

Identitätsprobleme des von bildlichen Codes durchdrungenen zeitgenössischen Menschen bis hin zur Untersuchung der biologischen und geschlechtlichen Definition bestimmen zahlreiche Arbeiten (Chuck Nanney, Klaar van der Lippe, Michal Journiac, Erwin Wurm). In den 90er Jahren verlagert sich die Auslotung mehr auf die Hüllen und die Arten, in denen sich die mediale Überflutung den Menschen einschreibt. Im Mittelpunkt steht aber immer die Suche nach dem Subjekt, nach den prekären Identitäten.[11]

Sogar über die Bildenden Künste hinaus ist die Thematisierung des Körpers und seiner Modellierung allgegenwärtig (Medizin: Genbiologie; Werbung: Modell, aggressive ideelle Vorbildlichkeit, Fit-for-fun-Welle; Moral-Theologie: § 218, Diskussionen über: ›Wann ist ein Mensch als tot zu definieren?‹; in der Ausstellungs-Kultur ist die Aktualität des Themas noch frappierender: ›L'âme au corps‹, ›Posthuman‹, ›Andere Körper‹, ›Biennale 1995‹, ›Menschenbilder‹, ›féminin-masculin, Le sexe de l'art‹ etc., ebenfalls in Philosophie und Literatur: *Kursbuch* 1995: Über die Verteidigung des Körpers; Virilio, Kristeva, Butler, Gender-Diskussionen,[12] Vortragsreihe in München aktuell: Körperkonzepte). In Zeiten visueller, sprich: entkörperlichter,

Reizüberflutung scheint der Körper in anthropologischer Sicht als Zufluchtsort einer verlorengegangenen Einheit eines ganzheitlichen Erlebens geworden zu sein. Gleichsam als sei der Körper zum U-topos geworden. In den sog. ›political correctness‹-Debatten überlagern sich all diese Diskurse nochmals und drohen sich jedem einzelnen in Geist und Wesen einzuschreiben. Im weiteren richten sich meine Fragen darauf, wie man sich als Kunstwissenschaftler dieser Mechanismen erwehren kann bzw. fähig wird, ihrer gewahr und habhaft zu werden?

Die eben angeführte *Beschwörung der Leiblichkeit* erscheint mir als verzweifelter Kampf gegen die Entkörperlichung, als die sich die Omnipräsenz unserer visuellen Kultur auswirkt. In diesem Zusammenhang erscheint *die Photographie (bzw. die Photomalerei), wie sie heute gehandhabt wird, in der ihr spezifischen Unschärferelation zwischen Sein und Schein, zwischen real Existierendem und bloß Erdachtem, zwischen Tatsachen und Sehnsüchten als das adäquate Medium zur Auslotung der Identitätskrisen*. Sprach ich vorhin vom doppelten Ansatz – hier die Problematik Photo/Malerei und da die Bilder vom Körper – so erweisen sich heute beide ›Phänomene‹ als ein einziges, nicht zu trennendes Anliegen. Sie treffen aufeinander bzw. wirken osmotisch-dialektisch aufeinander ein, in zahlreichen neueren Werken, m. E. beide gleichermaßen als Krisensymptome der visuellen, sprich: entkörperlichten, Kultur und einer sich wandelnden Ethik bzw. eines anthropologischen Notstands auf der Suche nach Artikulation.[13] In den aktuellen Diskussionen über den Begriff des Körpers, seine Materialitäten und Identitäten überschneiden sich die Diskurse in den Naturwissenschaften (Biotechnik, Neurologie etc.), den Geisteswissenschaften (Philosophie, Literatur, Kunstwissenschaft), Sozialwissenschaft (Anthropologie, Soziologie) und den bildenden Künsten.

Dieses Durchdrungensein des Menschen von den bildlichen Massenmedien führt inzwischen zu Veränderungen der psychischen Struktur und zur Unfähigkeit zeitgenössischer Menschen, sich ein ›Bild‹ von sich selbst zu machen, wie Kristeva in ihrem letzten Werk diagnostiziert, das sich im übrigen ›Die neuen Leiden der Seele‹[14] nennt. Überhaupt wirkt die Rede von der Seele (L'âme au corps etc.) auf mich befremdlich. ›Gibt es noch eine Seele angesichts von Neuroleptika, Aerobic und Medienüberflutung?‹[15] lautet denn auch die Eingangsfrage des Essays von Kristeva, interessanterweise mit dem Titel ›Die Seele und *das Bild*‹. Im Zusammenhang neuer Medien, Cyberspace[16] und virtueller Realität wird der Körper bereits als ‹surplus flesh‹ und ›surplus body‹, als überflüssiger Mehrwert definiert (Mariluise und Arthur Kroker), und es wird von einem dritten Geschlecht gesprochen, dem ›transgender‹. Aber kehren wir vorerst zu ›klassischeren Bildern‹ zurück.

Im Augenblick kulminieren diese Erkenntnisse im Einsatz der *digitalen Photographie*,[17] in der alle bisher genannten Faktoren einander geradezu implosiv steigern. Photos waren schon immer manipulierbar, aber bislang bestand noch eine Gegenstandsreferenzialität, in die lediglich eingegriffen werden konnte (z. B. qua Retusche). Nun wird diese aufgelöst. Diese Entwicklung könnte paradigmatisch an der Entwicklung von Formen und Ikonographie Cindy Shermans veranschaulicht werden. Die digitale Photographie produziert ihre eigene Wirklichkeit auf dem Bildschirm. Das Reale ist nur noch Ausgangspunkt, Lieferant für die Datenmasken zur Bildgenerierung. Die so entstehenden Bilder sind nur mehr Oberflächen, ineinander projizierte ›gescannte‹ Informationsmodule (›gepixelt‹, pixel = picture element), in denen die eingegebenen Daten einander überlagern (Inez van Lamsweerde, Jeff Wall, Thomas Ruff). Die Menschenbilder von Inez van Lamsweerde stellen eher ›homunculi‹ dar, nackte Frauen ohne Geschlechtsmerkmale, Zwitter aus Fleisch und Blut, Schaufensterpuppen oder Männer mit Frauenhänden und weiblichen Zügen. Diese Körper, diese Häute sind am Bildschirm hergestellt, als geklonte Natur im Bild erzeugt. Eigentlich sind es eher Produkte plastischer Arbeit, eines Modellierens mit binären Codes (CI: codierte Information) und Pixels (NCI: nicht-codierte Information) auf der Projektionsfläche eines Bildschirmes. Deren Bearbeitung macht aus ihnen geradezu physische Objekte, und doch entstehen Körper ohne Konsistenz, ohne Volumen, ohne Präsenz aus reiner Bildoberfläche. Außerhalb der Figuren sind die Bilder leer, einzig im organischen und im textilen Gewebe ist sozusagen ›Bild‹ vorhanden. Diese Wesen sind nur bildplastisch. Wie die Biotechnologie und die Genbiologie das Material, die Masse Mensch manipulieren, Wesen nicht absehbarer Art erzeugen, genauso generieren digitale Bilder geklonte menschliche Wesen.

Diese Bilder scheinen geradezu die ›self-fulfilling prophecy‹ des posthuman-Diskurses zu illustrieren bzw. zu realisieren. In Anbetracht solcher Bilder gewinnt ein gemaltes Menschenbild, z. B. ein Lucian Freud, plötzlich an Konsistenz: Die malerische Materie siegt über die Pixel. Die Malerei vermag scheinbar plötzlich mehr Zeugenschaft und Wirklichkeitsverbindlichkeit zu entwickeln als die Photographie, die ihr diese Vorzüge einst abgejagt hatte.

Hans Ulrich Reck[18] stellt im Zusammenhang mit der digitalen Photographie die Frage, ob man hier überhaupt noch von ›Bild‹ sprechen könne? ›Macht dieser Ausdruck noch Sinn? Ist er nicht mißverständlich und unbrauchbar geworden? Müssen wir die Geschichte des Bildes auch kategorial endgültig verabschieden? Welche Chancen hat ein Reflexivwerden der Bildtheorie heute?‹ Reck schlägt vor, die Photographie als ›ein Medium zur Herstellung nicht von Analogien, sondern von Diagrammen‹ zu verstehen. Damit würde man die überlieferte symbolische Bindung des Imaginären an eine außerbildliche Wirklichkeit aufgeben, insbesondere weil der Unterschied zwischen Analogem und Digitalem, der bei der Bild*produktion* noch konstitutiv ist, bei der Bild*rezeption* verschwindet (Der Betrachter vermag nicht zu erkennen, was nun computergeneriert und was abbildhaft ist). Aber auch dies greift meines Erachtens zu kurz, weil es die Rolle der visuellen Kultur ignoriert, in deren Kontext diese bild*lichen*? oder bild*haften*? Produkte entstehen.

In den Werken Lamsweerdes sind die Eingriffe noch sichtbar, ist die Dialektik zwischen Realem und Fiktivem noch ablesbar. Noch liefert die Realität den Rohstoff für die Bildgenerierung. Es ist aber heute schon durchaus möglich, jene Masse, aus der dann Bilder generiert werden, bereits künstlich zu erzeugen, das heisst eine doppelte Künstlichkeit, sozusagen eine ›Fiktivität zweiten Grades‹. Die Bildoberfläche gibt sich zwar weiterhin im Mantel des Realen, aber im Endprodukt ist die Genese nicht mehr feststellbar. *Wie sind hier Bild bzw. Werk und deren Beziehung zur außerbildlichen Wirklichkeit zu definieren?*

Heute schüren die Bilder eher Zweifel an der Existenz dessen, was sie zeigen, d.h. die Referenzialität im Repräsentationssystem muß neu bedacht werden. Diese Bildprodukte führen nicht einfach die Geschichte des ehemaligen Tafelbildes fort, verflechten sie doch ganz andere Diskurse miteinander. Sie setzen an einem anderen Ort an, allein schon dadurch, daß die von ihnen benutzten Medien auf ganz neue Weise in das gesellschaftliche Gefüge und den kulturellen Kontext eingreifen als alle Bildmedien zuvor.

Dies gilt dann verstärkt für die Neuen Medien, insbesondere für jene, die sich interaktiv realisieren und sich weit stärker in den menschlich-gesellschaftlichen Körper ausweiten. Das tun sie einem dynamischen System entsprechend, das mit den Bildkoordinaten Fläche/Raum usf. nicht mehr zu erfassen ist. Im Bereich virtueller Realitäten wird die traditionelle Unterscheidung zwischen Subjekt und Objekt radikal in Frage gestellt, verschieben sich doch im Cyberspace die Grenzen zwischen Technologie und Mensch (›interface‹-Problematik). Hier bedarf es dann meines Erachtens noch dringender neuer Bestimmungen. Bereits McLuhan sprach davon, daß die Medien zu Prothesen würden ... Heute scheint der Mensch eine Prothese der Maschine zu werden.

Allerdings sei festgehalten, daß auch die hier bisher angeführten ›Bildprodukte‹ nicht alle möglichen Modi heutiger bildender Künste darstellen, die sich mit dem Thema Mensch und/oder Körper befassen. So habe ich z. B. Phänomene wie *Orlan* nicht berücksichtigt, die ihr eigenes Gesicht plastischen Eingriffen aussetzt, das eigene Fleisch als plastischen Rohstoff benutzt, oder jene Künstler, die sich mit den Hüllen und vestimentären Codes auseinandersetzen (Journiac, Wurm, Klaar v. d. Lippe etc.), oder jene, die sich mit der Modellierung des Bildes vom Menschen befassen und dabei statt des Mediums ›Bild‹ selbst Objekte, Aktionen, Filme etc. einsetzen (z. B. Hill, Viola, Barney). Auch hierbei gerät man in die Aporie des bisher benutzten kunstwissenschaftlichen Begriffsapparats. Die Infragestellung des überlieferten Mediums Bild durch das neue Medium ›Video‹, dessen Produkte sowohl als plastische (Videoskulptur?) wie auch als graphische (videographisch) Gebilde angesprochen werden, beginnt ja reflektiert zu werden.[19] Auffallend im übrigen, wie gerade in diesem Zusammenhang das Thema ›Körper‹ (s. Hill, Viola) zentral wird: auch hier eine ultimative Bastion der Selbstbestimmung? Auch im Video (oder da besonders?) überlagern sich die Selbstreflexion des Mediums als bildgenerierend und die Auslotung des Subjekts in seiner leiblichen Befindlichkeit (s. Viola, Hill).

Reck meint, das digitale Bild verändere ›zwar Praxis wie Theorie des Bildes, nicht aber den Prozeß der Kunst‹,[20] räumt aber ein, daß für diese technologischen Bildeingriffe, die im übrigen sämtliche Bereiche der visuellen Kultur betreffen (so z. B. auch die Werbung, Politik etc.) ›eine Ästhetik und Erkenntnistheorie bisher noch nicht angemessen formuliert werden konnte.‹[21] Dem muß widersprochen werden; denn die allgegenwärtigen Ästhetisierungsprozesse,[22] die Vervielfältigung der Interpretations- und Bedeutungszuordnungen, die Verbindung begrifflicher und ästhetischer Wahrnehmungen, die das Kunstwerk in Material für Diskursspiele transformieren und dessen ›irreduktible Alterität‹ sowie immanente leibliche Erfahrbarkeit aufheben, *verändern* – und zwar meines Erachtens massiv – *den Prozeß der Kunst* so weit, daß heute schon von Kurator- oder Sammler-Kunst gesprochen werden kann (s. z. B. das Phänomen Sammlung Schürmann).

So gesellt sich nun zu den bereits erhobenen Fragen nach der Bestimmbarkeit des Bildlichen innerhalb unserer sog. visuellen Kultur noch die Frage nach dem, was in diesem Kontext ›Kunst‹ sein könnte. In den USA ist man – laut Rosalind Krauss – dabei, Kunstwissenschaft als eine Unterabteilung von ›visual studies‹ zu bestimmen – gewiß auch eine Strategie der Loslösung vom eurozentrischen Denken.

Eine Antwort auf diese Fragen ist gewiß nur inter- bzw. transdisziplinär möglich. Vielleicht kann ein solcher Workshop Ansätze, Bausteine dafür liefern ..., und dies ganz besonders in einer Welt der ›Bilder‹, die ja eigentlich ›Objekte unserer Begierde‹ sein sollten und von denen zu hoffen ist, daß sie nicht auf buñuelsche Weise unerreichbar bleiben. Zuletzt in der Hoffnung, daß die ›Junggesellen ihre Schokolade endlich nicht mehr selber reiben‹. Vielleicht erübrigt sich die Fragestellung im ›cyberspace‹, wenn ›surplus flesh‹, ›third sex‹ und ›interstate sex‹ den menschlichen Kosmos bestimmen.

Anmerkungen

1 Es handelt sich hier um die nur leicht überarbeitete Fassung meines Beitrags zum 1. Karlsruher Workshop für Kunstwissenschaft. Nach diesem Workshop erscheinen u.a. zwei *Kunstforum*-Hefte (Bd. 132 und 133), die sich dem meinem Anliegen verwandten Thema ›Die Zukunft des Körpers‹ widmen. Die Publikationen zum Thema ›Körper/Kunst/Medien‹ sind mengenmäßig z. Zt. kaum noch zu bewältigen. Da ich den von mir hier vorgestellten Ansatz in größerem Rahmen, u. a. als Replik auf die meines Erachtens. sehr einseitige Perspektive des *Kunstforums*, weiterführen und auch publizieren werde, möchte ich die Vortragsfassung als Stand der Reflexion Ende 1995 stehen las-

sen; eine Überarbeitung bis zum jetzigen Stand (Frühjahr 1996) würde den Rahmen eines Aufsatzes sprengen.

2 Der Titel der Aufsatzsammlung, die Gottfried Boehm 1995 herausgab, nämlich: *Was ist ein Bild?* erscheint hier aufschlußreich.

3 Günther Anders: *Die Antiquiertheit des Menschen. Über die Seele im Zeitalter der zweiten industriellen Revolution*, München 1956, S. 56 ff.

4 Silvia Eiblmayr: *Die Frau als Bild. Der weibliche Körper in der Kunst des 20. Jahrhunderts*, Berlin 1993, S 93 ff. Eiblmayr ist eine der wenigen Wissenschaftler, welche die ›Veränderung des Modus der Wahrnehmung des Kunstwerks durch die Photographie und andere massenmediale Techniken der Bildproduktion‹ (S. 96 ff.) reflektieren.

5 Molderings, zit. n. Eiblmayr (wie Anm. 4).

6 Ebd.

7 Ebd.

8 Die ›Erotomanie‹ Duchamps (Ebd., S. 93 ff.) wurde unlängst auch öffentlich breit gewürdigt; denn in der Ausstellung ›féminin-masculin. Le sexe de l'art‹, Paris, Centre Georges Pompidou, 1995, nimmt das gesamte Werk Duchamps einen weiten Raum ein, insbesondere auch in den theoretischen Ausführungen des Katalogs.

9 Marshall McLuhan: *Die magischen Kanäle. Understanding Media*, 1964 (erste deutsche Ausgabe: Düsseldorf/Wien 1968).

10 Susanne Ehrenfried: ›Ohne Eigenschaften – Das Portrait bei Gerhard Richter‹, Diss. München 1996, S. 60.

11 Für einen raschen kurzen Einblick in den aktuellen Stand der Dinge, siehe u. a.: *art press*, Nr. 205, Sept. 1995, das dem Thema ›féminin-masculin‹ gewidmet ist, oder den in dieser Hinsicht symptomatischen Ausst.-Kat. der Biennale ›identity and alterity, figures of the body 1895/1995‹, Venedig 1995.

12 Zum aktuellen Stand der Diskussion s. Marie-Luise Angerer (Hrsg.): *The Body of Gender. Körper, Geschlechter, Identitäten*, Wien, 1995.

13 Es ist das Verdienst von Jeffrey Deitsch in seiner ›Posthuman‹-Ausstellung, diese Thematik zum erstenmal konkret auf den Punkt gebracht zu haben. Ausst.-Kat. ›POSTHUMAN. Neue Formen der Figuration in der zeitgenössischen Kunst‹, Lausanne, Turin, Athen, Hamburg, Jerusalem 1994. Bezeichnenderweise waren es gerade die neuesten Entwicklungen in den Bildenden Künsten, die es erlaubten, anschaulich eine Bilanz dieses anthropologischen Notstandes zu geben.

14 Julia Kristeva: *Die neuen Leiden der Seele*, Hamburg 1994 (erste franz. Ausgabe 1993).

15 Ebd., S. 9.

16 Für einen raschen ersten Überblick über den Stand der Diskussion: *springer. Hefte für Gegenwartskunst*, Bd. 1. Heft 2–3, Juni 1995, passim.

17 Letzter Stand der Dinge, s. Ausst.-Kat. ›Photographie nach der Photographie‹, München 1995.

18 Hans Ulrich Reck: ›Oberfläche, Augenblick, Datenfluß. Bemerkungen zum zweiten Blick in der Fotografie‹, in: Ausst.-Kat. ›der zweite blick. Große Kunstausstellung I, Manipulation und mediale Wirklichkeit in der Fotokunst‹, Haus der Kunst, München 1995, S. 62 ff.

19 S. insbesondere: Hans Belting: ›Gary Hill und das Alphabet der Bilder‹, in: *Gary Hill. Arbeit am Video,* Th. Vischer (Hrsg.), Stuttgart, 1995, S. 43 ff., und ders.: *Das Ende der Kunstgeschichte. Eine Revision nach zehn Jahren*, München 1995 S. 94 ff.

20 Reck (wie Anm. 18), S. 64.

21 Ebd.

22 S. ›Kunst Geschichte Kunst‹, *Kunstforum International,* Bd. 123, und ›Die fotografische Dimension‹, *Kunstforum International*, Bd. 129.

Horst Bredekamp

Politische Theorien des Cyberspace

Der neuwilde Westen

Mit dem Wechselspiel von ›Abwanderung und Widerspruch‹ hat der Sozialwissenschaftler Albert O. Hirschman eine der eindrucksvollsten Metaphern sozialer Prozesse geprägt.[1] Seinem Erklärungsmodell schreibt sich seit Jahren ein zusätzliches Kapitel wie von selbst ein. Nachdem sich der Weltraum als unwirtlicher herausgestellt hat als es die wissenschaftliche science fiction der fünfziger Jahre wahrhaben wollte, vor allem aber, seitdem die Phantasie nicht mehr durch das Denken in geopolitischen Blöcken gebremst wird, andererseits aber keine weißen Flecken mehr zur Verfügung stehen, deren Besiedelung neue Horizonte eröffnen würde, gilt die jüngste Form eines emphatischen Eskapismus dem Ganzen der materiellen Welt. In Anspielung darauf, daß hier das ›westward ho!‹ durch die Weiten der mittelamerikanischen Prärien noch einmal vollzogen werden soll, wurde im Sommer 1994 mit der Programmschrift ›Cyberspace and the American Dream: A Magna Carta for the Knowledge Age‹ jenes elektronische Fluchtreich des neuen Trecks umrissen, das in der nächsten Zukunft Millionen neuer Nutzer wie eine Saugglocke anziehen soll: ›Der Cyberspace ist die letzte Amerikanische Herausforderung‹[2].

Metamorphosen des ›Cyberspace‹

Mit der Emphase dieses Statements erreicht der Begriff des Cyberspace nach zehnjähriger Metamorphose seine höchste Geltung. Dem ›cyberspace‹ stand zunächst der ›cyborg‹ des Kunstkritikers Jack Burnham aus dem Jahre 1968 Pate. Als die Kybernetik die Produktion künstlicher Lebewesen in greifbare Nähe gerückt zu haben schien, hat Burnham diese halb ›*cyb*ernetic‹ und halb ›*org*anic‹ zu bezeichnenden, zukünftigen Wesen im neuen Mischwort ›cyborg‹ zu erfassen gesucht.[3] Donna Haraways seit 1983 in verschiedenen Versionen vorgetragenes, 1985 erstmals publiziertes ›Manifesto for Cyborgs: Science, Technology, and Socialist Feminism in the 1980's«, vermochte Teilbereiche des Feminismus mit der ›kalten‹ Kybernetik und den zuvor als Ausgeburten männlichen Gebärneides verworfenen Vorstellungen zu versöhnen, daß bioelektronische Kunstwesen zur natürlichen Schöpfung treten würden. Das in seinem Optimismus mitreißende Manifest baute darauf, daß die Cyborgs mit der Grenzverwischung von Mensch und Maschine alle Polaritäten und damit auch alle Geschlechter- und Machtfragen in die Vergangenheit verweisen würden.[4]

Neben den vor allem in der Medizin und im Militärwesen durchgeführten Verfahren, Mensch und Maschine enger als jemals zuvor zusammenzuschliessen, knüpfte Haraway bewußt auch an die Cyborg-Geburten der Science-Fiction an. Etwa zur selben Zeit, 1984, prägte der Science-Fiction-Autor William Gibson jedoch eine kritisch gemeinte, düstere Gegenwelt zu diesen optimistischen Bildern einer bioelektronischen Zukunft. Durch Zusammenziehung von ›*cyber*netic‹ und ›*space*‹ gab er jener Symbiose von Mensch und Maschine, die durch den Anschluß von menschlichen Gehirnen an Riesencomputer zu entstehen schien, den sarkastischen Kompositbegriff ›cyberspace‹, und mit dem weltweiten Erfolg des Romans wurde dieser Raumbegriff zur literaturwissenschaftlichen Sammelbezeichnung jener Zukunftsprosa, die in den achtziger Jahren mit verschiedenen, zwischen Bio- und Technowelt angesiedelten Realitätsebenen zu spielen gelernt hatte.[5]

In einem weiteren Schritt bezeichnete er Ende der achtziger Jahre jene durch Datenbrillen und -Handschuhe produzierten künstlichen Räume, in denen der Nutzer vollständig aufgegangen zu sein schien.[6] Im Versuch, die neuen elektronischen Informationsflüsse mit den Mitteln der klassischen Jurisprudenz zu erfassen, wurde der ›cyberspace‹ dann 1994 in eine Sammelbezeichnung aller miteinander verbundenen Computernetze umdefiniert[7], und schließlich hat ihn die ›Magna Carta‹ im selben Jahr mit dem ›cyborg‹ Burnhams kurzgeschlossen, indem er nun als eine Art weltumspannendes Kommunikationstier definiert ist: ›Cyberspace [...] existiert überall wo es Telefondrähte, Koaxialkabel, Fieberglasleitungen oder elektromagnetische Wellen gibt‹[8]. In einem bemerkenswerten Salto ist der ›cyberspace‹ damit von einem sarkastischen Begriff der literarischen science fiction zur hoffnungsfrohen Gesamtbezeichnung aller elektronischen Kommunikationsweisen vom Telefon bis zum Internet geworden.

Auf den so verstandenen Cyberspace gründet die ›Magna Carta‹ ihre Gewißheit, daß die Vereinigten Staaten die Führung in der Wachstumswirtschaft aus dem Fernen Osten nach Amerika zurückholen wird: ›Nach einem Jahrzehnt der Angst zeigt sich überraschenderweise, daß Amerika nicht nur international konkurrenzfähig ist, sondern in jeder Hinsicht die Wachstumssektoren der Weltwirtschaft dominiert – Telekommunikationswesen, Mikroelektronik, Computernetzwerke [...] sowie Softwaresysteme und deren Anwendungen‹[9].

Jenseits dieser unverhohlenen Zielsetzung, die der ›Magna Carta‹ eine Fülle kritischer Reaktionen eingebracht hat[10], besitzt sie einen exemplarischen und noch immer aktuellen Stellenwert nicht nur als bizarres Kaleidoskop der Reflexe, mit denen Medientheorien überall auf der Welt auf die jüngsten Kommunikationsmöglichkeiten reagieren, sondern vor allem als vielleicht erster Versuch einer politischen Theorie des Cyberspace. Wenn sich in den USA die Einstellung gegenüber dem Cyberspace von einer diffusen Feier oder Ablehnung in eine scharf konturierte Polarisierung gewandelt hat, so liegt dies nicht zuletzt an ihrer Rhetorik, die manchem Zeitgenossen, der den Jargon, von dem diese zehrt, nicht kennt, den Atem nehmen kann.

Jenseits der Regeln: das Internet

Der bereits vollzogene oder sich abzeichnende Siegeszug des Cyberspace beruht der ›Magna Carta‹ zufolge nicht etwa auf staatlichen Programmen, sondern auf den Leistungen von Individuen oder unabhängigen Gruppen. Im Hacker, stilisiert zum Freibeuter der sich auftuenden Informationsmeere, inkarniert dieser Leistungsbegriff zum Idealbild individueller Freiheit: ›Amerika bleibt schließlich ein Land individueller Freiheit, und diese Freiheit weitet sich klar ersichtlich in den Cyberspace aus‹[11]. Seiner Bestimmung, die globale Handelszone persönlicher Freiheit zu werden, kann der Cyberspace daher nur solange gerecht werden, als er regellos bleibt: ›Wir treten in ein neues Territorium ein, in dem es bislang ebensowenig Regeln gibt, wie es im Jahre 1620 auf dem amerikanischen Kontinent oder auch im Jahre 1787 im Nordwestlichen Territorium Regeln gab‹[12].

Insofern der Cyberspace als Neuer Wilder Westen Amerikas definiert ist, wird verständlich, mit welcher Energie gegenwärtig um das Internet als dem Vorposten einer vitalen Anarchie gekämpft wird. Sein unerhörter Erfolg wurde dadurch ermöglicht, daß die militärischen Visionen über die Struktur der Netze mit den Zielen der privaten Nutzer übereinstimmten. Beide waren sich von Beginn an darin einig, daß eine dezentrale Architektur der Netze den Bedürfnissen der Nutzer optimal entgegenkommen würde. Aus dem Kalkül, daß im Falle eines Atomkrieges nicht auf einen Schlag die Kommandozentrale verloren gehen dürfe, plädierten die militärischen Konzeptoren für jene grundsätzlich dezentrale Bau- und Funktionsweise, die für

Wissenschaft von vornherein aus Prinzip geboten war.

Es liegt an der Struktur dieses Netzes, daß Informationen über sein Wachstum schwer zu erhalten sind. Sich widersprechende Zahlen schwirren ebenso unkontrolliert durch die Gazetten wie divergierende Geschichten über seine Entstehung. Das Internet wurde im Jahre 1961 durch die Direktoren des Advanced Research Project Agency des amerikanischen Verteidigungsministeriums erdacht und 1967 erstmals als Verbund von akademischen, industriellen und regierungseigenen Forschungslabors (ARPANET) konzipiert. 1971 wurde es an der UCLA mit dosierter Steigerung eingesetzt: im April 1971 waren 23, im Juni 1974 62 und im März 1977 111 Computer eingesetzt, die sämtlich militärische Datenflüsse optimierten. Erst zu Beginn der achtziger Jahre vermochten sich nicht der Militärforschung gewidmete, mit Supercomputern ausgestattete Institute in einem eigenen, dem National Science Foundation Net (NSFNET) zusammenzuschließen, woraufhin sich das ARPANET in ein strikt militärisches Netz MILNET und den verbleibenden ARPANET-Rest aufteilte, ohne daß hier Verbindungen ausgeschlossen waren. Das nicht-militärische NSFNET wuchs sprunghaft an (so waren in ihm 1989 weltweit bereits 200 Universitäten verbunden), wohingegen die verbliebenen zivilen Bestandteile des ARPANET Mitte 1990 getilgt oder in das seinem Credo nach offene und expansive NSFNET überführt wurden. In einem weiteren Schritt wurde das Internet ab 1991 für private Benutzer geöffnet.[13] Zu diesem Zeitpunkt entschied der Kongress auf Betreiben des damaligen Senators Albert Gore, die Möglichkeit eines National Research and Education Network (NREN) zu ergründen, das Datenflüsse in der Größe von Gigabites pro Sekunde ermöglichen soll. Die Zahl der Benutzer ist seit Öffnung für die Privatnutzung dramatisch angestiegen, ohne daß sie verläßlich festgehalten worden wäre; im Oktober 1995 sprach der *Spiegel* von 6,6 Millionen, die *Frankfurter Allgemeine Zeitung* dagegen von über 30 Millionen Teilnehmern.[14]

Daß nach Öffnung des Internet für den zivilen Bereich in einer nachgerade aberwitzigen Geschwindigkeit eine weltumspannende, libertinäre Kommunikationsstruktur Wirklichkeit wurde, muß für die Verfechter eines Begriffs von Freiheit, der idealiter ohne Gesetz und Staat auskommt, wie eine Fügung der Geschichte gewirkt haben. Obwohl die Standardisierung seiner Eingangsprotokolle von Fundamentallibertinisten als ein Sündenfall bekämpft wird[15], taugt das Internet mit seiner immer noch unhierarchischen Struktur zur Verteidigung eines strikt staats- und regulierungsfeindlichen Begriffs von Freiheit.

Mit der elektronischen Rückkehr in scheinbar gesetzlose Territorien prophezeit die ›Magna Carta‹ denn auch die Überwindung des Fließbandes, der Konformität und der Standardisierung, der Bürokratie, der Sozial- und Militäradministrationen und der Schulen, um mit dem Angriff auf alle Regularien die Regierung als solche in Frage zu stellen: Cyberspace ›bewirkt den Tod des zentralen institutionellen Paradigmas des modernen Lebens, der bürokratischen Organisation. (Regierungen, eingeschlossen die amerikanische Regierung, sind die letzte große Bastion bürokratischer Macht auf dem Gesicht des Planeten, und für sie wird der kommende Wechsel tiefgreifend und wahrscheinlich traumatisch sein)‹[16].

Damit füllt der Cyberspace das Vakuum, das durch das Ende des Ost-West-Konfliktes entstanden ist. Mit dem Zusammenbruch des Kommunismus, so war zu hören, hätten Utopien insgesamt ausgespielt, und mit dem Untergang aller Wunschländer sei auch das ›Ende der Geschichte‹ erreicht.[17] Im Gefolge des Cyberspace aber kehren Grundmuster der utopischen Rhetorik zurück. Hierzu gehört zunächst und vor allem die Aussicht auf eine neue Form der Zivilisation. Die gegenwärtige Menschheit, so die ›Magna Carta‹, besitzt das Privileg, einer Revolution beizuwohnen, die tiefgreifender und weitreichender sein wird als alle früheren Zäsuren, weil sie nicht nur Epochen voneinander trennt, sondern den Begriff der Kultur schlechthin verändert:

›Wir bilden die letzte Generation einer alten Zivilisation und zugleich die erste Generation einer neuen‹[18]. Angesichts dessen, daß sich der durch das Internet gepushte Cyberspace wie nach dem Schneeballprinzip ausbreitet, rechnen die Verfasser damit, daß sich, unsichtbar wie ein Geisterreich, exponentiell rasch eine zweite Wirklichkeit ausbreiten und nach den Revolutionen der Landwirtschaft und der Großindustrie die dritte, menschheitsgeschichtlich bedeutendste Umwälzung diktieren wird, in der es nicht um Fragen des Besitzes und der Produktion gehen wird, sondern um die freie Teilhabe an den Flüssen der Information.

Marxistischer Antimarxismus

Wohl selten hat sich eine utopische Ideologie so geschlossen in das Gewand ihres Gegners gehüllt wie eben diese Schrift. In einem mechanischen Dreischritt diagnostiziert und propagiert sie eine revolutionäre Steigerung der Produktivkräfte, die alle Besitzverhältnisse und die Verfassung außer Kraft setzen und schließlich eine geistige Veränderung bewirken wird, die den Urzwist des Menschen, seine Aufspaltung in materielle und geistige Interessen, zu heilen verspricht. Im Aufstieg von der Sprengkraft der Ökonomie über die Umwälzung der Besitzverhältnisse und Staatsformen bis hin zur Etablierung einer neuen Kultur der immateriellen, besitzneutralen Steigerung der Informationen und Austauschweisen, aber auch im Pathos seines revolutionären Szenarios bemächtigt sich das Pamphlet der Leiche seines Todfeindes, des Marxismus. Mit dem Begriff der ›schöpferischen Zerstörung‹ zitiert es den zentralen Gedanken aus Joseph A. Schumpeters *Capitalism, Socialism, and Democracy* von 1942, kommt aber dem Gedankengebäude eines nicht erwähnten Sozialutopisten nicht weniger nahe: Max Stirners *Der Einzige und sein Eigentum* (1845).

Die ›Magna Carta‹ ist auch darin ein auf den Kopf gestellter Marxismus, als sie jenen Salto zurücknimmt, mit dem der Idealismus auf seine vermeintlich realen Füße gestellt worden war. In der dritten Welle der Zivilisationen wird ihr zufolge der Urkonflikt von Geist und Materie, von Wirklichkeit und Phantasie aufgehoben. In Anlehnung an frühere Träume, in denen die Materie in Geist überführt worden war, bedient sich das neue Land des Nirgendwo sowohl gnostischer wie auch neoplatonischer Topoi.[19] Die Überlegung, daß mit der digitalen Revolution auch Platon gesiegt habe, durchzieht die Literatur wie ein roter Faden.[20] Die ›Magna Carta‹ beginnt denn auch mit dem Paukenschlag: ›Das zentrale Ereignis des 20. Jahrhunderts ist der Sturz der Materie‹[21]. In der Tradition der Gnosis und des spätantiken Neuplatonismus ist die Absage an die Welt der Sinne mit dem biblischen Motiv des Niederganges verbunden, als handle es sich bei der wegfallenden ›Materie‹ um den Sturz Luzifers und seiner Heerscharen, während im Himmel die spirituellen Engel zurückbleiben: ›Überall gewinnen die Kräfte des Geistes die Überhand über die rohe Macht der Dinge‹[22].

Zu einer Zeit, in der die zweitausendjährige Kultur des Christentums in den Besitz von Spezialisten übergeht und jene religiösen Gehalte, die früher Allgemeingut waren, als Lernstoff von Universitätsseminaren auslaufen, setzt die Körperaskese zu einem Sieg an, an dessen Ende die Lösung des Geistes aus der Hülle des Körpers stehen soll. Im vollen Bewußtsein dessen, wie nah sie christlichen Endzeithoffnungen kommt, entwickelt die ›Magna Carta‹ eine Variante jenes von Vertretern des postbiologischen Zeitalters gepredigten körperlosen Geistes, der in Form einer höheren Maschinenspezies, welche die Menschheit, von der sie geschaffen wurde, als humanoiden Zoo unterhält, seine höchste Bestimmung erfahren soll.[23]

Selten hat sich so unverhohlen preisgegeben, was Ludwig Feuerbachs ›Wesen des Christentums‹ von 1841 zu entschlüsseln suchte: die Entäußerung der Gläubigen in einem selbstproduzierten Gott. Definiert als ›eine bioelektronische Umwelt‹, die ›eher ein Ökosystem denn eine Maschine‹ genannt werden kann[24], hat der Cyberspace seine tiefsten Wurzeln im Asklepius des spätantiken ›Corpus Hermeticum‹, in dem die Menschen von Automatengöttern beherrscht werden, die sie selbst geschaffen haben.[25] Erneut bedient sich jene okkulte Tradition, die ihre Hoffnung auf übermächtige, mit einer überlegenen Vernunft ausgestattete Maschinen setzte, der avanciertesten Technik.

Souffleusen

In ihrer Achterbahnfahrt durch die Reste der zerfallenen Utopien düpiert die ›Magna Carta‹ alle Theorien, die in der Ausbreitung des Cyberspace per se einen avantgardistischen, freiheitlichen oder gar künstlerischen Wert erkennen wollen. Wie bei einem Riß durch einen Vorhang werden hinter der Bühne hochmögender Sprach- und Denkbilder die Stichwortgeber in Form der großen Telekommunikationsfirmen sichtbar, denen die ›stars and strips‹ vor allem als Fahne des Eigennutzes voranwehen. Richard K. Moore hat rekonstruiert, daß die Urversion der ›Magna Carta‹ vom August 1994 vom Herausgeber der Zeitschrift jener ›Progress and Freedom Foundation‹ verfaßt wurde, die auch als Herausgeberin der ›Magna Carta‹ firmiert. Die PFF, die sich einer ›positiven, in den historischen Prinzipien der Amerikanischen Idee gegründeten Zukunftsvision‹ verschrieben hat[26], wird u. a. von AT&T, Bell South, Turner Broadcasting System, Cox Cable Communications und dem Cyberspace-Magazin *Wired* unterstützt, um zugleich als eine Art thinktank des Führers der Republikaner, Newt Gingrich, zu dienen, über den sie mit dem konservativen Flügel dieser Partei verbunden ist.[27]

Die Erwartung der Kommunikationskonzerne, sich über den Cyberspace hinsichtlich des Copyright und der Preisgestaltung endlich unkontrolliert entfalten zu können, verbindet sich jenem vom konservativen Kern der Republikaner forcierten Widerstand gegen staatliche Regularien, der sich in kleinen Schritten als Kampf gegen den Wohlfahrtsstaat äußert, in der Anrufung des Cyberspace aber eine allgemeine, technisch und kommunikativ begründbare Wendung ins Allgemeine und Utopische erfährt. Die ›Magna Carta‹ ist, hier gewinnt die politische Flügelbezeichnung einen neuen Sinn, eine Utopie der amerikanischen Rechten.

Angesichts dieser wirtschaftlichen und politischen Stoßkraft ist kaum erstaunlich, wie entwaffnend die ›Magna Carta‹ den Eindruck vermittelt, daß jeder Widerstand zwecklos sei. Amerikanische Medienkritiker wie Iain A. Boal, die sich in Erinnerung an die englischen Lullisten als Maschinenstürmer versuchen[28], wirken gegenüber der Propaganda des Cyberspace eher als Spielverderber denn als Rebellen. Jede Abwägung des Für und Wider muß sich der Argumentationskraft bewußt sein, die den Verfechtern des Virtuellen zur Verfügung steht.

Die ›Datenautobahn‹ als neue Agora

Es verwundert nicht, daß auch Gegenspieler in diesem Neuland des Nirgendwo siedeln. In der Tradition von Marshall McLuhan, der die Neuen Medien schon 1964 als ›Pfingstwunder weltweiter Verständigung und Einheit‹ pries[29], erhofft der amerikanische Vizepräsident vom Cyberspace, alle Bürger in einer elektronischen Agora zusammenbringen und auf diese Weise eine neue Form der unmittelbaren Willensbildung schaffen zu können. Nach der Programmierung einer ›National Information Infrastructure‹ (NII) im September 1993[30] verkündete Al Gore im März 1994 in Buenos Aires seine Vision vom Internet, um ein ›neues athenisches Zeitalter der Demokratie‹ zu beschwören, das durch die ›Global Information Infrastructure‹ (GFF) weltweit begründet würde[31]. Gore und mit ihm die Demokraten predigen eine neue Art von Öffentlichkeit, die jedem Bürger an jedem Ort der Welt alle Informationen zugänglich macht.

Wie jede innovative Großtechnologie, so benötigt auch dieses Konzept der weltweiten Vernetzung einen einprägsamen Begriff sowie ein Bild, die sowohl das Neue charakterisieren wie auch an

Gewohntes anzuknüpfen vermögen. Mit dem ›Information Superhighway‹, der ›Datenautobahn‹, wurde die Bezeichnung für jene Straßenform gewählt, die seit der 1921 fertiggestellten Berliner AVUS die Verkehrswege überall auf der Welt verändert und beschleunigt haben[32]. Innerhalb eines Jahres hat dieser Begriff sich insofern selbst bestätigt, als er als Wortsiegel der neuen Informationsstrategien weltweit verbreitet und anerkannt war[33].

Dem staats- und regulierungsfeindlichen Individualismus der ›Magna Carta‹ mußte dieses Zukunftsbild tief innerlich zuwider sein. Die Autobahn, auf der die Verkehrsflüsse sauber getrennt und in feste Bahnen gelenkt jeweils in Gegenrichtungen gleiten können, war das Gegenbild zu ihren eigenen Vorstellungen des Informationsaustausches. Das Manifest versteht sich auch als eine Gegenrede gegen die Suggestionskraft dieses Begriffs und seiner technischen und politischen Implikationen. Während der ›Information Superhighway‹, so die ›Magna Carta‹, die Informationen nach den Gesetzen des Autoverkehrs zu bündeln, reglementieren und bürokratisch zu steuern sucht, sei der Cyberspace grenzenlos, regellos und frei von staatlichen Eingriffsmöglichkeiten: ›Können Sie sich eine Phrase vorstellen, die die Natur des Cyberspace stärker verfehlt, oder die das Nachdenken über seine Implikationen weiter in die Irre führt?‹[34].

Die politische Vision des ›Superhighway‹ hat der Medientheoretiker Mark Poster zu recht in einem kurzen, bitteren Kommentar des *Wired* vom November 1995 mit dem Hinweis abgelehnt, daß die überkommenen Sphären der Öffentlichkeit, die Agora, die Stadthalle, die Pfarrkirche, der Platz, der Salon und die Straßenecke von der neuen Begegnungswelt des Internet keineswegs abgebildet oder gar überhöht werden können.[35] Der Grund liegt darin, daß in entscheidenden Momenten körperliche Präsenz unabdingbar ist, um einen Konsens oder Dissenz zu erreichen. Alle Überlegungen über die Simulationsfähigkeit politischer Prozesse finden im Umstand, daß die Wirkmöglichkeit jeder Intelligenz beschränkt bleibt, die nicht auch körperliche Qualität besitzt und diese einzusetzen versteht, ihre Grenze.

Aber selbst wenn eine vollgültige virtuelle Präsenz ermöglicht würde, so wäre das Internet gerade in seiner scheinbar unhierarchischen Anlage unfähig, einen Konsens zu erreichen. Das freie Kommunizieren mit Fremden und Bekannten, die sich unter ihrem Namen oder Pseudonymen bekannt geben oder Phantasiewesen auf die Datenbahn schicken, führt strukturell nicht zum Ziel der Übereinstimmung oder des Bruches, sondern zur beständigen Erweiterung von Varianten. Das Internet bietet keine Möglichkeit einer öffentlichen Meinungsbildung, und daher ist es im Kern untauglich, mit historischen Formen der demokratischen Begriffsbildung verglichen zu werden. Die Vision der Republikaner ist scheinheilig, die des demokratischen Vizepräsidenten illusionär.

Der Nutzen des Cyberspace wäre unbefangener zu bedenken, wenn er nicht mit der Aureole der Wiederkehr eines Geisterreiches belastet wäre, das uns die Flucht aus der Haut unserer Vergänglichkeit oder auch eine neue Form direkter Demokratie ermöglichen soll. Der Cyberspace gehorcht, diese Banalität versuchen die Propagandisten des Immateriellen unbewußt oder mit Kalkül zu verdrängen, nicht notwendig in seinem Wesen, wohl aber in den Strategien seiner Verbreitung zunächst materiellen politischen und ökonomischen Interessen. Erst wenn der Mehlstaub ihrer Theologismen von den Netzen abgewischt ist, können wir klarer sehen.

Sinnesfragen

Eine angemessene politische Theorie des Cyberspace ist bislang auch aus dem Grund nicht in Sicht, weil keine Begriffsbildung gelingen kann, die nicht zugleich seine sinnesspezifischen Konsequenzen mitbedenkt. Der Cyberspace wird durch einen Verbündeten begünstigt, der in den Theorien der Wahrnehmung zumeist als ›Königssinn‹ erachtet wurde: das Auge[36]. Da vor allem der Visus auf die Botschaften der Screens reagiert, und da die haptische Beteiligung auf das Tippen und Mausklicken weniger Befehle reduziert ist, ereignet sich, stärker noch als es die Überführung von gesamtsinnlicher Erfahrung in den Fernsehschirm getan hat, eine extreme Betonung des Augensinns. Der Zusammenhang zwischen Visus und Cyberspace beruht auf der Ausbildung einer graphischen Computersprache, die durch Ivan Sutherland im Jahre 1963 als ›Sketchpad‹ erfunden und seither als Fundament aller graphischen Zeichen- und Simulationssysteme genutzt wurde[37]. Als auf der Ebene der Kommandosprache statt des ›delete‹ ein Papierkorb auftauchte, war der Weg in eine Verbildlichung geschaffen, die wie in einer Neuauflage der mittelalterlichen Bestimmung, daß Bilder die Sprache der Illiteraten seien, nun die scheinbare Einfachheit der visuellen Zeichen an Stelle der komplizierteren Sprache setzt.[38] In ihrer Kommandoeigenschaft ist diese selbst bereits auf das äußerste ausgedünnt und auf einen Kern reduziert, der Sprache genannt zu werden kaum mehr lohnt. Auch digitalisierte on-line-Bücher, wie sie gegenwärtig zu Zehntausenden vorbereitet und zur Verfügung gestellt werden, haben sich von der Schrift in Richtung Bild bewegt, weil jedwede Schrift bislang an der Materialität des Trägers hing und mit dem Taktilen des Greifens von Rotuli, Blättern oder Büchern in der Regel auch den Geruchssinn ansprach. Im Verein mit der Präsenz von Film, Fernsehen und sogenannt interaktivem Video, vor allem aber, wenn in Kürze Fernseh- und Computerscreen zusammenfallen, wird das Bild endgültig in den Status einer umspannenden, gleichsam deistischen Instanz eintreten.

Angesichts dessen, daß Kritiker wie Betreiber des neuen Bilderkultes von der Annahme ausgehen, daß Bilder ›wahr‹ seien bzw. daß ihre Wirkung darin besteht, als eine angemessene Repräsentanz der Wirklichkeit oder überirdischer Kräfte, seien sie gut oder böse, erachtet zu werden, bettet sich die Möglichkeit, alle Lebensbereiche in elektronisch erzeugte visuelle Repräsentanzen ihrer selbst zu überführen und verfügbar zu machen, in den theologischen Urkonflikt zwischen sprachlicher oder visueller Repräsentanz von ›Wahrheit‹.

Aus diesem Arsenal beziehen die Kontrahenten ihre tieferen Anfeuerungs- wie Abwehrkräfte. So geht die gegenwärtig immer wieder geäußerte Kritik daran, daß die digitalisierten Bilder, anders als noch Photomontagen, ohne Manipulationsreste verändert werden können, von einem Bild aus, das die Realität adäquat wiedergibt. An der Manipulation der Bilder ist aber nichts Falsches außer der Erwartung, daß sie eigentlich ›wahr‹ zu sein hätten.[39] Kein Bild, kein Film, keine Holographie und kein Cyberspace kann die empirisch mit den Sinnen wahrgenommene Welt vollgültig substituieren. Alle Forderungen, die den Bildern aufbürden, eine Ersatzrealität zu gestalten, sind tautologisch, weil Bilder per se eine künstliche Wirklichkeit aufbauen. Wenn von ihnen gefordert oder geargwöhnt wird, daß sie dies täuschend echt zu tun haben, schwingt sich die Bild- und Kunsttheorie zurück zu jenen Tauben des Zeuxis, die aus einem Bild des Malers die illusionierten Trauben herauszupflücken suchten.[40] Gemessen an der Bildenden Kunst ist sie nicht etwa nur Jahrhunderte zurück, sondern beginnt den gesamten Prozeß, der bereits von den Griechen ad acta gelegt worden war, von vorn.

Den auf dem Bildschirm erzeugten Bildern geht eine Rückkehr zu Wünschen einher, die unschuldig insofern genannt werden können, als sie aus der vorsprachlichen Phase jedes Individuums stammen und damit auf ursprüngliche Erfahrungen der Bewußtwerdung ansprechen. An erster Stelle steht die Suche nach einer Verschmelzung mit der Umgebung, und sei es der ganzen Welt, und diesem im besten Sinn kindlichen Interesse verbündet sich das nicht minder tiefgreifende Bedürfnis, eine Phantasiewelt jenseits der Ecken und Kanten des Empirischen und Haptischen erfahren und auch erzeugen zu können, also das Ergreifen durch das Ersehen zu ersetzen.

Eine kritische Distanzierung kann angesichts dieser tiefenpsychologischen Verankerung der Phänomene kaum gegen das Medium an sich durchgesetzt, sondern allenfalls durch eine Beeinflussung seiner Möglichkeiten angebracht werden. Das Training des Auges, alles Bildliche als Metapher zu begreifen, wäre eine der Antworten auf die Ikonizität unseres Saeculums, die im Cyberspace, ob wir es wollen oder nicht, besiegelt werden wird. Der Cyberspace ist als Neuauflage der kantischen Anforderung zu begreifen, die Welt als Projektion unseres Bewußtseins zu sehen: Metapher nicht nur für die repräsentierte Welt, sondern auch für die Unterscheidungskriterien zwischen den verschiedenen Schichten der Realität, die sich sinnlich auf unterschiedliche und unterschiedlich komplette Weise mitteilen.

Eine politische Antwort auf die Herausforderungen des Cyberspace hätte sehr tief anzusetzen. Im Sinne der Alphabetisierungskampagnen der frühen Neuzeit müßte in den elektronischen Weltdörfern eine Ikonisierungsschule einsetzen, die in weit höherem Maße, als dies bisher geschieht, Bilder und ihre historische Subgeschichte zu begreifen und zu nutzen lehrt. Bislang haben allein private Organisationen wie der Getty Trust mit seinen Programmen einer neuen Bildpädagogik auf diese Herausforderung reagiert. Die hochtechnisierte Menschheit müßte, wie es Italo Calvino in seinen ›Vorschlägen für das nächste Jahrtausend‹ formulierte, ›zurück in den Kindergarten‹: ›Was mir vorschwebt, ist eine Pädagogik der Einbildungskraft‹[41].

Anmerkungen

1 Albert O. Hirschman: *Abwanderung und Widerspruch. Reaktionen auf Leistungsabfall bei Unternehmen, Organisationen und Staaten*, Tübingen 1974.

2 Cyberspace is the latest American frontier‹ (Esther Dyson, George Gilder, George Keyworth, Alvin Toffler u. a.: ›Cyberspace and the American Dream: A Magna Carta for the Knowledge of Age‹, Release 1.2, August 22, 1994, veröffentlicht als elektronischer Artikel im Internet: http:// www. townhall. com/ pff/position.html, S. 7). Vgl. *Frankfurter Allgemeine Zeitung*, 26.8.1995, S. 30 (übersetzt durch Reinhard Kaiser). Das Datum der Abfassung wurde irrtüm

licherweise mit ›August 1995‹ angegeben. Zum Fluchtcharakter des Cyberspace: James Brooks und Iain A. Boal: ›Preface‹, in: *Resisting the Virtual Life. The Culture and Politics of Information* (Hg.: James Brooks und Iain A. Boal), San Francisco 1995, S. VII–XV. Zum Vergleich mit den westwärts ziehenden Siedlern: William Cronon: *Nature's Metropolis. Chicago and the Great West*, New York und London 1991; William J. Michell: *City of bits. Space, Place and the Infobahn*, Cambridge (Massachusetts) und London 1995, S. 109.

3 Jack Burnham: *Beyond Modern Sculpture. The effects of Science and Technology on the Sculpture of this Century*, New York 1968, S. 332 ff, 356. Vgl. hierzu Söke Dinkla: ›Vom Zuschauer zum Benutzer. Interaktive Installationen und Environments im späten 20. Jahrhundert‹, Phil. Diss., Hamburg 1995 (erscheint 1996).

4 Donna Haraway: ›Manifesto for Cyborgs: Science, Technology, and Socialist Feminism in the 1980's‹, in: *Socialist Review*, Bd. 80, 1985, S. 65–108. Deutsche Fassung in: dies.: *Die Neuerfindung der Natur. Primaten, Cyborgs und Frauen* (Hg.: Carmen Hammer und Immanuel Stieß), Frankfurt am Main und New York 1995, S. 33–72.

5 William Gibson: *Neuromancer*, New York 1984; vgl. David Thomas: ›The Technophilic Body: On Technicity in Willam Gibson's Cyborg Culture‹, in: *New Formations*, Bd. 8, 1989, S. 113–129.

6 Einer breiteren Öffentlichkeit wurde diese erste Stufe der Popularisierung der ›Virtual Realities‹ als ›Cyberspace‹ erstmals auf der bereits legendären ›Ars electronica‹ in Linz vorgeführt. Die konzisesten Definitionsversuche stammen von Randal Walser: ›Die heranwachsende Technologie des Cyberspace‹, in: *Ars electronica 1990* (Hg.: Gottfried Hattinger, Morgan Russel, Christine Schöpf, Peter Weibel), 2 Bde., Linz 1990, hier: Bd. II, S. 197–201 und ders.: ›Machen wir's direkt – erfahrungsorientiertes Design von Cyberspaces‹, in: ebda., S. 202–214).

7 Edward Cavazos und Gavino Morin: *Cyberspace and the Law. Your Rights and Duties in the On-Line World*, Cambridge (Massachusetts) und London 1994, S. 1 ff.

8 ›Cyberspace [...] exists everywhere there are telephone wires, coaxial cables, fiber-optic lines or electromagnetic waves‹ (›Magna Carta‹ [s. Anm. 2], S. 2).

9 ›After a decade of angst, the surprising outcome is that America is not only competitive internationally, but, by any measurable standard, America dominates the growth sectors in world economies – telecommunications, microelectronics, computer networking [...] and software systems and applications‹ (›Magna Carta‹ [s. Anm. 2], S. 6).

10 Sie reichen von einer Abneigung gegenüber ihren pseudoreligiösen Zügen (Frank Schirrmacher, in: *Frankfurter Allgemeine Zeitung*, 26. 8. 1995, S. 27) bis zum Hinweis, daß dieses Manifest eine verschlüsselte Handelskriegserklärung

der Vereinigten Statten gegenüber dem Rest der hochtechnisierten Gesellschaften darstellt, zugleich aber auch eine Besiegelung des bemerkenswerten Phänomens, daß ›dem Internet kulturphilosophische Weihen erteilt‹ wurden (Friedrich Kittler: ›Der Kopf schrumpft. Herren und Knechte im Cyberspace‹. in: *Frankfurter Allgemeine Zeitung*, 9. 9. 1995). Der Hinweis, daß ein Hauptproblem der Menschheit wie die Überbevölkerung durch neue elektronische Welten nicht zu bewältigen sei (Panjotis Kondylis: ›Die verflüchtigte Materie. Träume vom Cyberspace‹, in: *Frankfurter Allgemeine Zeitung*, Nr. 230, 4. Oktober 1995, S. N 5, prallt am Phänomen selbst aber ab. Bewohnern des ›Cyberspace‹ wird man das neue Dominium nicht dadurch streitig machen können, daß man ihnen gerade jene Welt der Zwänge und Nöte entgegenhält, denen sie aus Abscheu oder Langeweile entflohen sind.

11 ›America, after all, remains a land of individual freedom, and this freedom clearly extends to cyberspace‹ (›Magna Carta‹ [s. Anm. 2], S. 7).

12 ›We are entering new territory, where there are as yet no rules – just as there were no rules on the American continent in 1620, or in the Northwest Territory in 1787‹ (›Magna Carta‹ [s. Anm. 2], S. 7).

13 Die bislang einzige verläßliche Vorgeschichte und Geschichte des Internet stammt von Jeffrey A. Hart, Robert R. Reed und Francois Bar: ›The Building of the Internet‹, in: *Telecommunications Policy*, November 1992, S. 666–689, hier: 668 ff; vgl. auch Howard Rheingold: *The Virtual Community. Homesteading on the Electronic Frontier*, New York 1994, S. 65–109 sowie Edwin Diamond and Stephen Bates: ›The Ancient History of the Internet‹, in: *American Heritage*, Bd. 46, Nr. 6, October 1995, S. 34–45.

14 *Frankfurter Allgemeine Zeitung*, 27.10.1995, Nr. 250, S. 31

15 William J. Drake, Kommentar zu: Carl Malamud: *Exploring the Internet: A Technical Travelogue*, Prentice Hall, Engelwood Cliffs, New Jersey 1992, in: *Telecommunications* Policy, Bd. 17, Nr. 9, Dezember 1993, S. 643–649.

16 Cyberspace ›spells the death of the central institutional paradigm of modern life, the bureaucratic organization. (Governments, including the American government, are the last great redoubt of bureaucratic power on the face of the planet, and for them the coming change will be profound and probably traumatic)‹ (›Magna Carta‹ [s. Anm. 2], S. 3).

17 Francis Fukuyama: *The End of History and the Last Man*, New York 1992.

18 ›We constitute the final generation of an old civilization and, at the very same time, the first generation of a new one‹ (›Magna Carta‹ [s. Anm. 2], S. 8).

19 Wolfgang Welsch: ›Künstliche Paradiese? Betrachtungen zur Welt der elektronischen Medien – und zu anderen Welten‹, in: *Paragrana*, Bd. 4, 1995, H. 1, S. 255–277, hier: 255 f, mit Verweis auf: Ihab Hassan: ›The New Gonsticism: Speculations on an Aspect of the Postmodern Mind‹, in: ders.: *Paracriticisms. Seven Speculations of the Times*, Illinois 1975, S. 121–147.

20 ›Cyberspace is Platonism as a working product [...]. This platonism is thoroughly modern, however‹ (Michael Heim: ›The Erotic Ontology of Cyberspace‹, in: *Cyberspace: First Steps* [Hg.: Michael Benedict], Cambridge (Massachusetts) und London 1994, S. 59–80). Zur digitalen Bildwelt als elektronische Höhle vgl. Jean Baudrillard: ›Videowelt und fraktales Subjekt‹, in: ars electronica (Hg.), *Philosophien der neuen Technologie*, Berlin 1989, S. 113–131, hier: 129 und Horst Bredekamp: ›Höhlenfragen‹, in: *first europeans. frühe kulturen – moderne visionen*, Ausstellungskatalog, Berlin 1993, S. 72–75. Zur Frage des bildtheoretischen Platonismus heute: ›Gilles Deleuze, Plato and the Simulacrum‹, in: *October*, 27 (winter 1983), S. 45–56. Zum Platonismus im ›Computerdenken‹: Roger Penrose: *Computerdenken*, Heidelberg 1991, S. 106 ff.

21 ›The central event of the 20th century is the overthrow of matter‹ (›Magna Carta‹ [s. Anm. 2], S. 1).

22 ›The powers of mind are everywhere ascendant over the brute force of things‹ (›Magna Carta‹ [s. Anm. 2], S. 1).

23 Charles Platt, Superhumanism, in: *Wired*, Jg. 3, Nr. 10, Oktober 1995, S. 144–149, 202–208, hier: 206.

24 ›a bioelectronic environment [...] more ecosystem than machine‹ (›Magna Carta‹ [s. Anm. 2], S. 2).

25 Asklepius: in: *Corpus Hermeticum* (Hg.: A.D. Nock, Übers.: A.-J. Festugière), 4 Bde., Paris 1946 u. 1954, hier: Bd. II, Kap. 24, S. 326, Z. 10–15

26 ›A positive vision of the future founded in the historic principles of the American idea‹ (›Magna Carta‹ [s. Anm. 2], S. 1).

27 Richard Moore: ›Cyberspace Inc and the Robber Baron Age, an analysis of PFF's »Magna Carta«‹, elektronischer Artikel, rkmoore@internet-eirean.ie. Die PFF wurde im Februar dieses Jahres in *The Nation* denn auch sarkastisch als ›CyberNewt‹ bezeichnet (David Corn: ›CyberNewt‹, in: *The Nation*, February 6, 1995).

28 Iain A. Boal: ›A Flow of Monsters: Luddism and Virtual Technologies‹, in: *Resisting* (s. Anm. 2), S. 3–15.

29 Marshall McLuhan: *Die magischen Kanäle*, Düsseldorf 1968, S. 90; vgl. Welsch (s. Anm. 19), S. 255.

30 Die Rede vor dem National Press Club wurde abgedruckt in: *Kommunikationsnetze der Zukunft – Leitbilder und Praxis.* Dokumentation einer Konferenz am 3. Juni 1994 im Wissenschaftszentrum Berlin für Sozialforschung (WZB), FS II 94–103, Berlin 1994, S. 17–26.

31 Zit. nach Brooks und Boal: ›Preface‹ (s. Anm. 2), S. XII.

32 Thomas Kunze und Rainer Stommer: ›Geschichte der Reichsautobahn‹, in: *Reichsautobahn. Pyramiden des Dritten Reiches* (Hg.: R. Stommer), Marburg 1982, S. 22–32.

33 Weert Canzler, Sabine Helmers und Ute Hoffmann: ›Die Datenautobahn – Sinn und Unsinn einer populären Metapher‹, *Wissenschaftszentrum Berlin für Sozialforschung* (WZB), FS II 95–101, Berlin 1995, S. 5 ff.

34 ›Can you imagine a phrase less descriptive of the nature of cyberspace, or more misleading in thinking about its implications?‹ (›Magna Carta‹ [s. Anm.], S. 3).

35 Mark Poster: ›The Net as a Public Sphere?‹, in: *Wired*, November 1995, S. 135 f.

36 Donat de Chapeau-Rouge: *›Das Auge ist ein Herr, das Ohr ein Knecht‹: Der Weg von der mittelalterlichen zur abstrakten Malerei*, Wiesbaden 1983.

38 Friedrich Kittler: ›ON/OFF: Binäre Gnosis‹, in: *Mythologie der Aufklärung. Geheimlehren der Moderne* [Hg.: Beat Wyss], = *Jahresring* 40, Jahrbuch für moderne Kunst, München 1993, S. 188–200, hier: 196 f.

39 Zur Geschichte der digitalen Möglichkeiten, Bilder auf schier unbegrenzte Weise Realität vortäuschen zu lassen: William J. Mitchell: *The Reconfigured Eye. Visual Truth in the Post-Photographic Era*, Cambridge (Massachusetts) und London 1992.

40 Gaius Plinius Secundus d.Ä.: *Naturalis Historiae*, lat. u. dt. (Hg. u. Übers.: Roderich König), Buch XXXV, München 1978, Kap. XXXVI, 65 ff., S. 54 ff; vgl. Constanze Peres: ›Nachahmung der Natur. Herkunft und Implikationen eines Topos‹, in: *Die Trauben des Zeuxis. Formen künstlerischer Wirklichkeitsaneignung* (Hg.: Hans Körner u. a.), Hildesheim, Zürich und New York 1990, S. 1–39 und die klassische Studie von Ernst Kris und Otto Kurz: *Die Legende vom Künstler*, Wien 1934, S. 70.

41 Italo Calvino: *Sechs Vorschläge für das nächste Jahrtausend*, München/Wien 1991, S. 128.

Karl Clausberg

Körperzentriert oder selbstdistanziert? Orte der Perspektive[1]

Perspektive wird gewöhnlich als geometrisch-mathematisch konstruierte Wiedergabe des menschlichen Sehraums verstanden. Meist ist stillschweigend vorausgesetzt, daß der vorgesehene Betrachter sich am Augenpunkt solcher Konstruktionen einzustellen hat, um den optimalen Eindruck der beabsichtigten Illusion zu empfangen. Diese Konstellation scheint sich bis zum Auge der Photographen & Filmemacher hinter den Kamerasuchern fortgepflanzt und das verbindliche Modell für die Identität von Künstler- und Betrachterblick festgelegt zu haben. Ganz anders sah allerdings die Sache noch für Urheber gemalter Illusionen in vorphotographischen Zeiten aus. Die administrative Macht ihres handwerklichen Metiers bestand auch gerade darin, selbst beiseitezutreten und den Effekt ihrer Schaulustattraktionen mit der Distanz der Expertenrolle zu lenken und zu bedenken; so, wie Filmregisseure ihr Werk überwachen oder Ingenieure & Programmierer digitalisierter Bildwelten räumlich und zeitlich fernab vom Spektakel auf den Monitoren ihre nahezu demiurgische Kreativität entfalten.

Das heißt, man sollte viel sorgfältiger zwischen der Manipulations- & Kontrollebene der Produzenten und der Schauseite für die Rezipienten unterscheiden. Diese Überlegung gilt nicht nur offensichtlich für die virtuellen Realitäten unseres Computerzeitalters, sondern hat auch schon für deren geometrisch-mathematische Vorstufe, die vielgepriesene Systematisierung des Sehens in der Renaissance-Perspektive, Konsequenzen: Mit der exakten Zerlegung in konstruktive und kontemplative Sehtätigkeiten gingen nicht nur schärfere Rollenzuweisungen einher, sondern auch psychische Dispositionsveränderungen, die sich im gesellschaftlichen Mentalitätswandel bemerkbar machten. Und noch ein Weiteres: Die Ausdifferenzierung von Bildherstellern und Bildbetrachtern, wie sie uns heute aus der alltäglichen Phantasmagorie des Fernsehens geläufig ist und in den interaktiven Medien wieder zu verfließen beginnt, trat nicht schlagartig mit der ›Erfindung‹ der Perspektive ein, sondern ist das Endergebnis langwieriger Annäherungsprozesse gewesen. Beide Momente, die wohl eher ursprüngliche Einstellungsidentität von Bildermachern und Bilderguckern wie auch die nachfolgende Trennung ihrer Aktivitäten, lassen sich nicht nur von außen als soziologisches Phänomen etwa der Künstlerprofilierung, sondern auch bildintern als Umstrukturierung der Betrachterbezüge aufzeigen. Mehr noch: Im ›Sehen des Sehens‹ sind eine Reihe von höchst charakteristischen Selbstdistanzierungen verbildlicht worden, an denen wesentliche Etappen der Wissenschafts-, Kultur- und Technologiegeschichte abgelesen werden können.

I

1694 publizierte der französische Gelehrte Charles Ozanam in Paris einen Band mit mathematisch-physikalischen Vergnügungen.[2] Unter den zahlreichen Bildbeispielen befindet sich auch eine sehr auffällige anamorphotische Projektion eines Auges.[3] (Abb. 1) Auf einer unendlichen Ebene, deren Horizont etwa in dreifünftel Höhe des hochformatigen Bildfeldes liegt, steht ohne erkennbare Befestigung eine fast quadratische Tafel mit

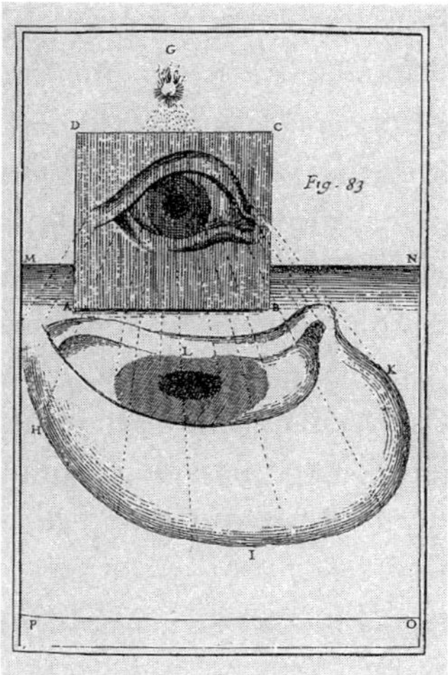

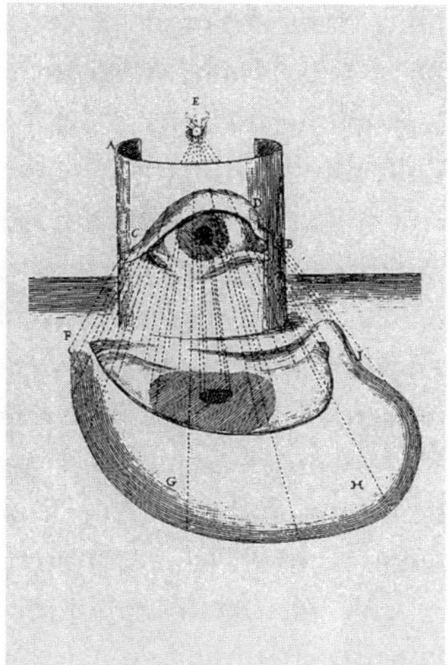

Abb. 1. Charles Ozanam: *Récréations mathématiques et physiques*, Paris 1694.
Abb. 2. M. Bettini: *Apiaria universae philosophiae mathematicae*, Bologna 1642; Apiarium V, fig. p. 5. *Das Auge des Kardinal Colonna.*

einem darauf gemalten Auge. Es handelte sich also um eine Art visuelles Gedankenexperiment. Die Tafel war offensichtlich als durchscheinende Folie gedacht, denn eine nahezu punktförmige Lichtquelle dahinter/darüber projiziert das transparente Augenbild dem Betrachter entgegen auf die horizontale Standfläche. Das Resultat dieser Projektion ist ein abwärts gekipptes, wäßrig nach vorn auslaufendes Zerrbild des wohlproportionierten Originalauges, dessen eigentlich oberes Lid auf Grund der Projektionsverhältnisse nun über jedes normale Maß hinaus angeschwollen und in einen gewaltigen Tränensack verwandelt erscheint.

Ozanam hatte dieses besonders augenfällige Beispiel einer Anamorphose nicht selbst erfunden, sondern einem rund fünfzig Jahre älteren Werk M. Bettinis[4] entlehnt und leicht abgewandelt. Die weitgehend übereinstimmende Illustration des italienischen Vorgängers zeigt anstelle des ebenen Diapositivs einen hinten aufgetrennten Zylinder als Augenbildfläche. (Abb. 2) Damit ergab sich im visualisierten Wortspiel die Benennung der Darstellung als *Auge des Kardinal Colonna* [= Säule/Zylinder]. Baltrusaitis zufolge zeugte die rückwärtige Durchstrahlung von einem flammenden Lichtpunkt aus allerdings von einiger theoretisch-technischer Rückständigkeit; er erklärte sie damit, daß dieses anamorphotische Wortbild als moralisierendes Gleichnis und Reverenz an den Bologneser Kirchenfürsten und nicht als wissenschaftlich exakte Konstruktion verstanden werden sollte. – Ozanam entfernte die Namensanspielung und verlieh somit dem vermeintlichen Anachronismus der Durchleuchtung noch wesentlich präzisere Konturen.

An beiden anamorphotischen Augenbildern sind – abgesehen von der Bettinischen Personenadresse – etliche, miteinander verschränkte Gesichtspunkte bemerkenswert: Formal gesehen ergibt sich die Verzerrung nicht auf Grund einer seitwärtigen oder einseitig-schräg aus der Bildtiefe kommenden Projektion und auch nicht vermöge von exakt konstruierten Spiegelungsverhältnissen, wie sie bei sogenannten Zylinder- & Kegelanamorphosen entstehen, sondern ist als abwärts gerichtete Durchstrahlung eines Bilddiapositivs organisiert. Inhaltlich genommen fällt natürlich auf, daß ausgerechnet das Sinnesorgan der visuellen Wahrnehmung selbst, das traditionell Blick und Gegenblick – bis hin zur einäugigen Allgegenwart des Allmächtigen – verkörperte, hier zum Gegenstand perspektivischer Durchleuchtung genommen wurde. Und stilistisch gesehen scheint der barocke Drang zu tränenfeuchter Übertreibung der Augenbeseelung in einer augenzwinkernden geometrischen Projektion moralisierend ausgebreitet bzw. wissenschaftlich erklärt.

Hier sind vielfältige Anspielungen mit intellektuell verrätselter Augenscheinlichkeit präsentiert: Wenn die optischen Gesetze der Bildprojektion offensichtlich ein so ehrfurchtgebietend prägnantes Symbol der dauerhaft aufrechten Wachsamkeit unversehens in die Niederungen deformierender Flächigkeit zerren konnten, so mochte es mit der Glaubhaftigkeit & Legitimation jeglicher Bildpropaganda nicht weit her sein. Es genügte im Prinzip eine simple Kerzen- oder Ölflamme, um den Anspruch wohlgeformter Bilder zu durchschauen und zu entlarven. – Hat Ozanam mit dem Zylinderausrollen also im Handumdrehen aus huldigender Namensmetaphorik eine bissig-brillante antireligiöse oder jedenfalls antijesuitische[5] Bildinvektive gemacht? Oder war die Pariser Variante nur ein genereller geschliffenes Bildraisonnement über die Zwänge & Täuschungen menschlicher Sinneseindrücke in Descartesscher Manier?

Allein schon das besondere projektive Verfahren läßt als Primärquelle eigener Art gewisse Momente der intellektuellen Beweglichkeit & Freizügigkeit hervortreten: Nicht nur die gewitzte Funktionsumkehr des Auges als Wahrnehmungsorgan, das man nach alter Tradition im Brennpunkt aller Sehstrahlen erwarten konnte und nun durch die prosaische Lichtquelle einer hinterhältigen *laterna magica* ersetzt findet, spricht für die Selbständigkeit & Insubordination der implizierten Stellungnahme. Noch viel mehr mag an beiden Darstellungen beeindrucken, daß die geometrisch-optische und auch sinngemäße Verkehrung der Perspektivkonstruktion hier gleichsam als ›Sehen des Versehens‹ ironisiert ist: Das vom zerdehnten Sehorgan belegte Plateau ist nicht mehr (wie ein Fliesenfußboden) die real gedachte Ausgangsbasis, sondern das unglaubliche Endergebnis akkuraten Linienziehens; das aufrechte Bildtransparent erscheint als Original, die Lichtprojektion als falsche, überaus fragwürdige Schnittflächenerscheinung des vom rückwärtigen Licht ausgehenden Strahlenkegels. Das alles wird vom eigentlichen Blickpunkt der Darstellung aus evident. Der mißtrauische Betrachter findet sich an die Kehrseite zwingender Illusionen versetzt und sieht die imposant eingeleitete Blickfixierung durch das Riesenauge infolge der gekippten Projektion nun eklatant mißlingen und fast theatralisch zu Boden geschlagen. Hat demnach italienisch/französischer Bildwitz hier mit der Augenverlegung & -verzerrung auch den Aplomp früherer Bildraumentwürfe listig aufs anamorphotische Glatteis oder sogar ad absurdum geführt? – Wie dem auch sei, die Pointe der Darstellungen liegt jedenfalls eindeutig in der Separation und subversiven Verschiebung der visuellen Projektions- & Perzeptionsorte.

II

Der vielbesungenen Erfindung der Perspektive in Florenz war, wie Untersuchungen Edgertons 1975[6] klar gemacht haben, eine höchst bedeutsame Wiederentdeckung voraufgegangen: Um 1400 gelangte ein bis dahin im Westen unbekanntes Werk des großen alexandrinischen Gelehrten Claudius Ptolemaios, der um 135 nach Christus das antike geozentrische Weltmodell perfektionierte, in die Hände der wissensdurstigen Florentiner. Es handelte sich um sein auch unter dem Namen *Kosmographia* geführtes Geographie-Lehrbuch, das ausführliche Anweisungen zur Anfertigung von Landkarten enthielt. Ptolemaios beschrieb darin mehrere geometrische Konstruktionsverfahren zur möglichst maßhaltigen Übertragung geographischer Positionen. Er ging dabei ganz selbstverständlich von der Kugelform der Erde aus – und von der Tatsache, daß die damals bekannte Welt nur einen kleineren Teil des Erdglobus umfaßte. Die bewohnte *Oikoumene* erstreckte sich von der nördlichen Breite Thules (Schottland) bis knapp unterhalb des Äquators und seitlich von den Hesperiden vor der Westküste Spaniens bis zu den fernöstlichen Regionen Asiens. Die entsprechenden Kartenprojektionen glichen breiten Ringausschnitten oder kurvigen Trapezoiden; sie wurden im 15. Jahrhundert als sensationelle Neuerung vielfach reproduziert, so zum Beispiel in Hartmann Schedels *Weltchronik* von 1493, und haben im 16. Jahrhundert die moderne *Mercator*-Projektion maßgeblich mit auf den Weg gebracht.

Noch 1628 zitierte Sebastian Münster in seiner *Cosmographia* anschließend an eine aktuelle Erdkarte die Ptolemaïsche Halbkugelansicht, wie um die historische Ausgangslage der neuzeitlichen Vervollständigung und Abrundung des geographischen Wissens in Erinnerung zu rufen.

Für mindestens eines seiner Projektionsverfahren hatte Ptolemaios virtuelle Blickpunkte definieren müssen, die den anvisierten Kugelbereich möglichst verzerrungsfrei ins Sehfeld rückten. Er empfahl als Anschauungshilfe nicht nur die Betrachtung eines Modellglobus samt umhüllender *Armillar-Sphäre* (Himmelskugel aus Ringen, zur Messung von Sternpositionen sowie Sonnen- und Planetenbewegungen), sondern brachte für solche Simulationen wie auch für die geometrische Konstruktion der Abbildungen seine profunde Vertrautheit mit der antiken Optik ins Spiel. Die Euklidische Theorie der im Auge entspringenden Sehstrahlen und Sehkegel operierte unter anderem mit einem der Augenachse entsprechenden Hauptvisierstrahl, der – so Edgertons Vermutung – direkt für Albertis Beschreibung der Perspektivkonstruktion Pate gestanden hat. Die Ptolemaïschen Konstruktionsprinzipien der Weltraumperspektive hätten demnach die ebenso mathematisch-rational orientierten Interessen und Bestrebungen der Florentiner Intellektuellen beflügelt und einen kosmographischen Kontext geliefert, der schon von Anfang an auch unerreichbare Blickpunkte in Betracht zog. Der globale Blick der Weltraumperspektive war im Altertum wie in der Renaissance gleichermaßen irreal; aber er signalisierte exemplarisch das Vermögen zur systematischen Selbstdistanzierung.[7]

Die Folgewirkungen der in Florenz ›wiedergeborenen‹ und mit dem aufkommenden Buchdruck verbreiteten *Geographie* des Ptolemaios gingen noch weiter: Kolumbus besaß ein Exemplar und wurde vermutlich von den Weltteilansichten des Alexandriners und ihren globalen Voraussetzungen zu seinem waghalsigen Unternehmen angeregt. Eben weil die Ptolemaïschen Gesamtkarten der ehedem bekannten *Oikoumene* so offensichtlich noch nicht den ganzen Erdball erfaßten, konnte er auf den Gedanken kommen, eine Schiffsreise nach Westen über die Hesperiden (Azoren) hinaus zu versuchen. Die Ausgangslage dokumentierte der im Jahr der Amerika-Entdeckung fertiggestellte Behaim-Globus: er veranschaulichte – noch ohne Kenntnis und Berücksichtigung der Neuen Welt – die navigatorischen Möglichkeiten auf einer im Prinzip unbegrenzten Kugeloberfläche. Der dreidimensionale Globus war ein neuartiges *high-tech*-Instrument zur Visualisierung und Planung, das die Schwierigkeiten des Kartenlesens bei Seefahrtunternehmen übersichtlicher machte und dessen umwälzende Wirkung heutigen Computersimulationen und Bildgebungsverfahren gleichkam. Höchstwahrscheinlich reifte diese rundliche Frucht wissenschaftlich-konzeptioneller Vorstellungsarbeit, weil nautische Detailinformationen über die neuentdeckten Seewege von den führenden Seefahrtmächten, insbesondere den Portugiesen, aus verständlichen Gründen geheimgehalten wurden. Weitere Globen dieser Art sind offenbar im direkten Zusammenhang mit deutsch-portugiesischen Indien-Expeditionen kurz nach 1500 entstanden und zur Evaluation der Vorhaben eingesetzt worden. So deutet alles darauf hin, daß schon im Behaim-Globus die interkontinentale Interessenlage der überaus mächtigen süddeutschen Handelshäuser direkt zur Anschauung gekommen ist. Das frühneuzeitliche Erdmodell einer Seefahrerwelt erlaubte simulierte Überblicke und Ermessensmöglichkeiten, die auch heute nur meist indirekt mit Satellitenaugen verifiziert werden, während die monomane Selbsterfahrung im total willkürlichen Spiel mit dem Erdball eine Angelegenheit der Phantasie – und des Kinos, so in Chaplins bizarrer Hitler-Parodie – geblieben ist. Und das ist in der Tat immer der wesentliche Aspekt der Kosmologie gewesen: In der Freizügigkeit des geistigen Vorstellungsvermögens wurden die Beschränkungen der körperlichen Sicht im denkbar größten Maßstab aufgehoben.

III

1525 hat Albrecht Dürer eine methodisch/praktische *Unterweisung zur Messung* zwecks Anfertigung perspektivisch exakter Abbildungen verfaßt. In diesem Traktat ist das ›Einsehen des Sehens‹, wenn man so sagen darf, mit mustergültigen Illustrationen dargelegt. Das wohl bekannteste Bild (Abb. 3) zeigt, Rezepte Albertis und Leonardos aufgreifend, die manuell/mechanische Übertragung von anvisierten Körperpunkten einer Laute auf eine zwischengeschobene Abbildungsebene. Der angenommene Augenpunkt ist durch einen Haken an der Wand repräsentiert. Von ihm aus wird eine gewichtbeschwerte Schnur zu den verschiedenen Objektpunkten gezogen, während gleichzeitig im Abbildungsrahmen die Koordinaten des Schnurdurchgangs festgehalten und auf die zur Seite geklappte Bildfläche übertragen werden. Bemerkenswert an diesem Verfahren ist nicht nur, daß der Augenhaken theoretisch in jeder beliebigen, auch unmenschlichen Position angebracht werden kann, sondern daß die beiden Ausführenden des mechanisierten Sehprozesses eigentlich auch blind & blöd sein könnten; oder andersherum gesagt: sie bieten sich als bildinterne Stellvertreter, als telepräsente Verkörperungen des/der Unterwiesenen an. – Das Einsehen der Schlüssigkeit dieser Konstruktionsmethode ist also ganz

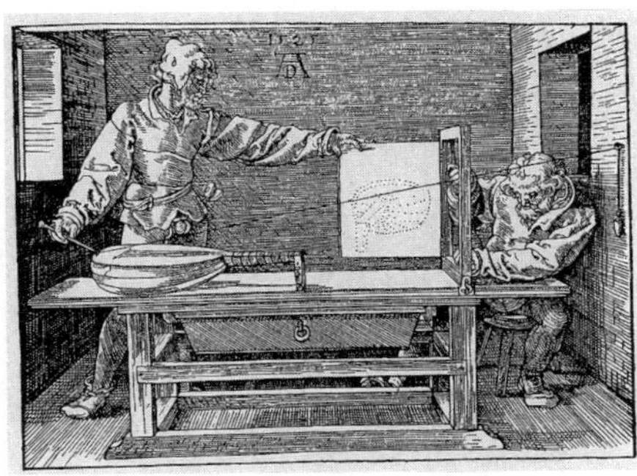

Abb. 3. Albrecht Dürer: *Unterweysung zur Messung*, indirekte Konstruktionsmethode, Holzschnitt von 1525.

auf die Seite des externen Betrachters verlegt, der unterrichtet werden sollte. Während in anderen Instruktionsbildern des Dürer-Traktats der Künstler selbst sein Auge in Visierposition gebracht hat und somit die Illusion des automatischen Zusammenfalls von Projektionsverfahren und Sehvorgang nahelegt, sind in der Lautenabbildung Idee und Ausführung radikal getrennt – von der erst nachträglich möglichen Inaugenscheinnahme des nach und nach entstehenden Bildes ganz zu schweigen.

Mit anderen Worten: Dürers Unterweisungsbild hat Züge einer wissenschaftlichen Offenbarung an sich, die vor allem im Außenbezug der Darstellung zum Tragen kommt. Damit steht es in einer Tradition, die es – seitab von Perspektivkonstruktionen und deren Vorläufern – in eine Linie mit Inszenierungen bringt, die externe Augenzeugen & zu Belehrende einbezogen. Man kann sich an englische *peephole*-Apokalypsen des 13. Jahrhunderts erinnert fühlen, in denen der Visionär Johannes regelmäßig außerhalb der Bildrahmen plaziert wurde, damit er von draußen in die Guckkästen der Visionserscheinungen Einblick nehmen konnte. (Abb. 4) Da auch die innerbildlichen Ereignisse häufig genug Blickwendungen & Sehaktivitäten einschlossen, könnte man sogar von einer dreifachen Kaskade des Sehens spre-

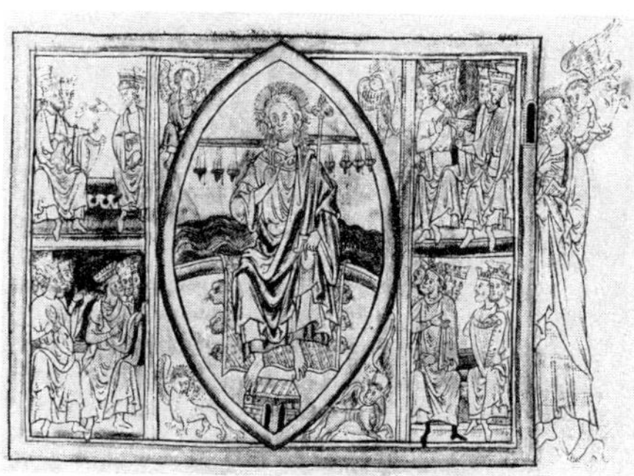

Abb. 4. *Himmelsvision,* Englische Apokalypse M. 13. Jh., fol. 2, Oxford, Bodleian Library, Ms Tanner 184 .

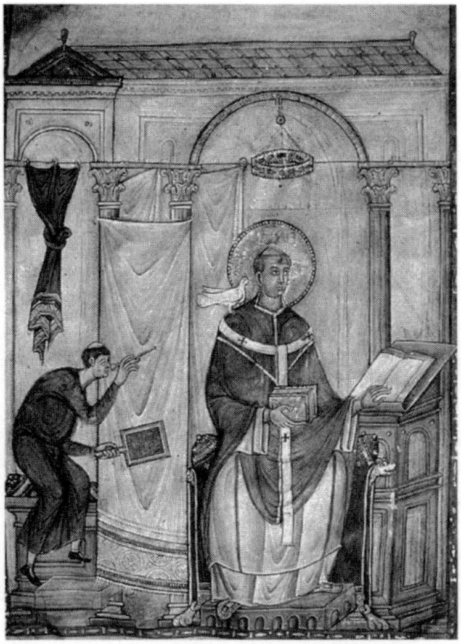

Abb. 5. *Gregor der Große von seinem Sekretär beobachtet,* Einzelblatt-Ausschnitt aus einem Registrum Gregorii, kurz vor 983, Trier, Stadtbibliothek.

chen, denn auch hier sind wieder lebende Bildbetrachter als historisch distanzierte Adressaten vorausgesetzt. Noch weiter zurückgehend käme man zum Paradebeispiel mittelalterlicher Observierungen, hier in der Version des ottonischen *Registrum Gregorii* Meisters: zum Legitimationsbild Gregors des Großen.[8] (Abb. 5) Den hatte sein Sekretär angeblich im Moment der göttlichen Inspiration heimlich beobachtet. Weil der hohe Herr während des Diktats in allzulanges Schweigen verfallen war, hatte der wartende Schreiber mit dem Griffel ein kleines Guckloch in den trennenden Vorhang gebohrt und war so Zeuge geworden, wie die Taube des Heiligen Geistes ihre Botschaft dem Verstummten ins Ohr gurrte. Das war zwar kein Lehrstück zur perspektivischen Geometrie im neuzeitlichen Sinn, aber sehr wohl eine innerbildlich personenzentrierte Gucklochperspektive. Inhaltlich fiel sie mit der heimlichen Zeugenschaft zusammen, die gerade aus ihrer ungehörigen Verborgenheit heraus die

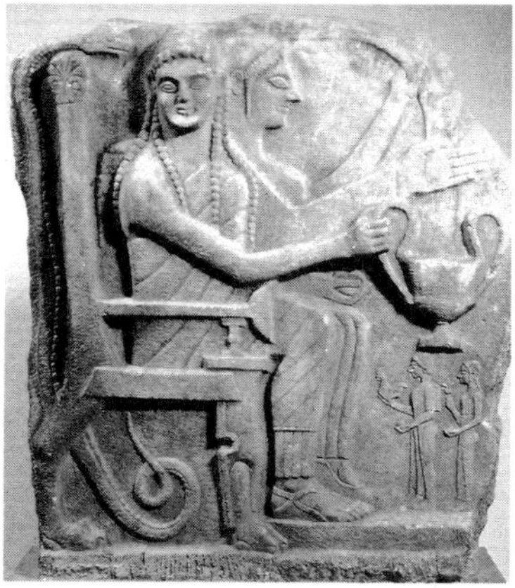

Abb. 6. Grabrelief aus Chrysapha bei Sparta, um 550–530 v. Chr., Berlin, Pergamon-Museum.

Legitimität der Lehren des großen Kirchenvaters aufs Nachdrücklichste bewies. – In diesem belehrenden Enthüllungscharakter, der für externe Bildbetrachter frei zugänglich erscheint, ist das mittelalterliche Inspirationsbild durchaus mit Dürers demonstrativer Perspektivunterweisung gleichzusetzen.

Am Visionsbild des ottonischen Miniaturisten fällt allerdings eine Besonderheit sofort ins Auge, die allen Perspektivierungen Hohn zu sprechen scheint: Der heimliche Zeuge ist als Nebenfigur erheblich kleiner dargestellt. *Bedeutungsperspektive* lautet das übliche Machtwort zur Erklärung solcher Disproportionierungen; und damit scheint sich das Problem der unmaßstäblichen Wiedergabe von selbst zu erledigen. Doch gerade in solchen Abweichungen steckt auch eine innerbildlich subjektivierte Skalierung von Erscheinungsgrößen, die regelrecht als anthropologischer *basso ostinato* – um nicht von Konstanten zu reden – die Kulturgeschichten durchzieht. Nehmen wir ein Beispiel aus der Frühzeit der europäischen Kunst: ein spartanisches Grabmal im Berliner Pergamon-Museum. (Abb. 6) Das Marmorrelief zeigt zwei Verstorbene als heroisiertes Paar auf einer

Thronbank; vor ihnen steht zwergenhaft klein ein weiteres Paar mit Opfergaben. Während die verstorbene Frau sich im Profil ganz den Ehrerbietenden zuwendet, blickt der vorn sitzende Mann frontal auf den/die außenstehenden Betrachter; er hält mit dem rechten Arm einen Kantharos über die Köpfe der Opfernden und streckt mit dem auffällig breitflächigen linken Arm darüber die geöffnete Hand weisend oder gabenempfangend aus. Der Sinn der Darstellung scheint im Wesentlichen klar: So, wie die kleinen Figürchen sich in der Reliefebene den Verstorbenen nähern, so sollten in der Realität die Angehörigen mit ihren Gaben ans Grabmal herantreten. Das Relief vergegenwärtigte nicht nur die Beerdigten, sondern schrieb auch noch den Ablauf der erwarteten Kulthandlung vor, und zwar in einer irritierenden, aber intuitiv klar verständlichen Blick- & Gebärdensprache, die innerbildlich und aus dem Bild heraus Kommunikationsmöglichkeiten bereithielt und in Gang setzte. Die stark voneinander abweichenden Erscheinungsgrößen waren also nicht allein als unverbindlicher Bedeutungsmaßstab für Außenstehende vorgesehen, sondern erstreckten sich auch auf die imaginäre Wechselwahrnehmung der Dargestellten. Den opfernden Grabmalbesuchern sollten die Verstorbenen überlebensgroß heroisiert erscheinen; sie selbst sollten sich unbedeutend klein fühlen. Die Wendung des Mannes aus dem nur halb-lebensgroßen Reliefbild heraus verlangte diese subjektive Selbsterniedrigung nicht nur nach der Skala des Reliefbildes, sondern unterwarf die Lebenden auch direkt seinem ausdauernden Blick. Und mit dem Blickkontakt konnte andererseits ein ›Sich-an-seiner-Stelle-Fühlen‹ in Gang kommen, das überhaupt erst die Präsenz der Verstorbenen glaubhaft machte. Das Reliefbild enthält also ein komplexes Geflecht von Verweis- und Visierrichtungen, das mit dem teilweisen Delegieren der Sehtätigkeit an die Dargestellten deren Erinnerungsbild zum Leben erweckte, – so, wie Dürer die innerbildlichen Agenten der Perspektivkonstruktion als Erfüllungsgehilfen seiner Unterweisung auftreten ließ.

IV

1907 publizierte Oskar Wulff, Berliner Byzantinist und Schüler August Schmarsows, einen längeren Aufsatz mit dem hellhörig machenden Titel *Die umgekehrte Perspektive und die Niedersicht.*[9] In dieser nicht ganz leicht zu lesenden Untersuchung legte Wulff seine Beobachtungen dar, denenzufolge im Mittelalter und insbesondere in der byzantinischen Kunst eine Darstellungsgepflogenheit verbreitet war, die geradezu als Gegenteil jeglicher unmittelbar den Bildbetrachtern angehängten Perspektive anzusehen war. Angeregt durch ein Buch des russischen Kunsthistorikers Ainalow über *Die hellenistischen Grundlagen der byzantinischen Kunst*[10] war er den üblicherweise mit der *Bedeutungsperspektive* begründeten Proportionsverschiebungen nachgegangen.

Als erste Abbildung, also quasi als Signet der anvisierten Phänomene, brachte Wulff eine Buchmalerei aus der *Wiener Genesis.* (Abb. 7) Die Miniatur zeigt in einer Doppelszene die Träume des Pharao und ihre Deutung durch Joseph. Links sieht man den schlafenden Pharao auf seinem Bett. Im Vordergrund ist der Inhalt seiner Traumgesichte dargestellt: ein Ährenbündel

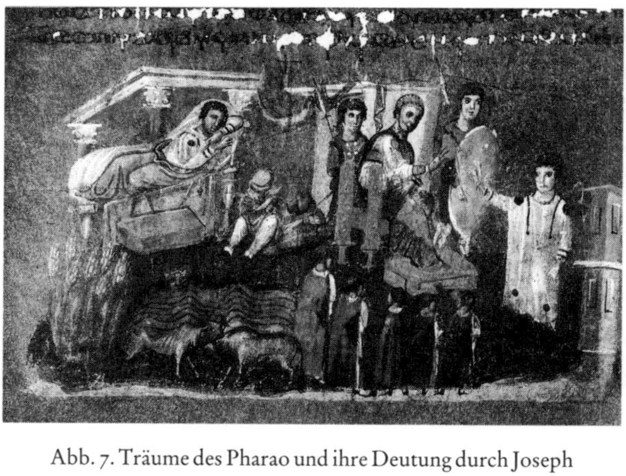

Abb. 7. Träume des Pharao und ihre Deutung durch Joseph
Wiener Genesis, 6. Jh.

sowie die mageren Kühe, welche die fetten verschlingen. Der Träumer hat seinen Kopf so auf die beiden Arme gelegt, daß er wie ein eingenickter Späher auf einer Anhöhe anmutet; und in der Tat erscheinen die Traumgestalten (und eigentlich auch schon die rechts anschließende Traumdeutungsszene) im direkten Blickfeld seiner geschlossenen Augen; er hat sie in einer regelrechten Traumperspektive vor sich. – Die rechte Bildhälfte zeigt dann den thronenden Pharao umgeben von seinen Beratern im Wortwechsel mit Joseph, der seine Traumdeutung vorträgt. Die Runde von Höflingen hat der Miniaturist so angeordnet, daß sich die fünf ratlosen Weisen als Rückenfiguren zum Pharao wenden. Seltsamerweise sind aber die dem Betrachter am nächsten stehenden Gestalten die kleinsten. Für Wulff war das ein unumstößliches Indiz, daß sie in ihrer Größe wie vom Pharao aus gesehen erscheinen; – so, wie auch die Korngarben und Kühe des Traums von ihm (aus) gesehen sind. Das hieß aber im Prinzip, daß die subjektive Wahrnehmung der Bildbetrachter quasi auf eine Hauptfigur der Handlung übertragen wurde; daher der Begriff der *umgekehrten Perspektive*.

Den psychischen Mechanismus, der für solche Verlagerung des Wahrnehmungszentrums verantwortlich war, fand Wulff in der zeitgenössischen Theorie der Einfühlung.[11] Sie bot eine Erklärung, wie das Miterleben der ganzen Persönlichkeit des Anderen als ein modifiziertes eigenes Ich im alltäglichen Leben wie auch in arretierten Szenen der bildenden Kunst erfolgen konnte. ›Auch der Künstler vermag sich in seinen Hauptgestalten außerhalb seines Selbst zu versetzen, indem er ihnen die eigene Empfindung unterschiebt.‹[12] Es gebe eine Verknüpfung der Bildaspekte unter der Voraussetzung des Sehens und Gesehenwerdens, so Wulff. Oft seien Teile von Bildern als Gesichtsvorstellungen der daran interessierten, mit dargestellten Hauptfiguren gestaltet; so etwa in einer Miniatur des vatikanischen Vergil (Abb. 8), die Äneas als neugierigen Baustellenbesucher vor Karthago zeigt.[13] Solches Zusammensetzen eines Bild-

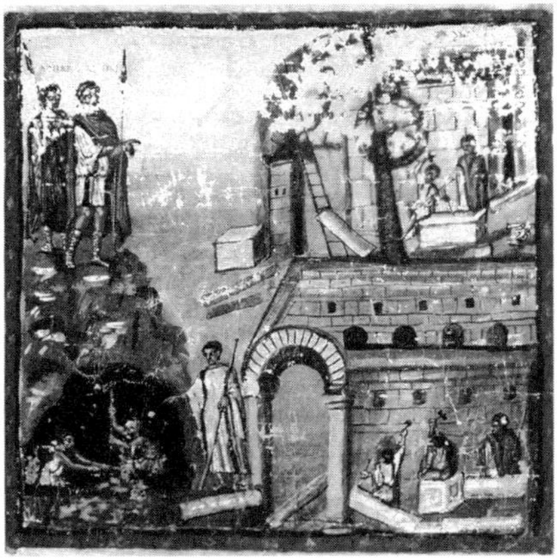

Abb. 8. Äneas als neugieriger Baustellenbesucher vor Karthago
Vergilius Vaticanus, fol. 13r, Ms vat. lat. 3225, Rom, Vatikan.

ganzen aus verschiedenen Gesichtsbildern sei eine schon von Anderen beobachtete Erscheinung in der altchristlichen Kunst des Orients, so Wulff; sie hänge mit der wichtigen Funktion zusammen, die Gedankenbilder in dieser Phase der Kunstentwicklung gespielt hätten. Daß in der spätantiken Kunst gleichsam von verschiedenen Standpunkten oder Erinnerungspunkten gesehene Figuren vorkommen und bildlich vereinigt sind, hatte schon drei Jahre zuvor M. Dreger an Werken der Textilkunst bemerkt.[14]

Für Wulff bewiesen solche und andere von ihm selbst angeführte Fälle, daß subjektive Vorstellungsmomente die bildliche Wiedergabe von perspektivischen Größenwerten mitbestimmten und daß Künstler ihre Beobachtungen regelmäßig auch von innerbildlichen Standpunkten aus objektiviert hätten. Mit einem Wort, man habe es wieder und wieder mit der Verlegung des idealen Standpunktes in die Tiefe der Bilder durch Einfühlung zu tun. Was hier den Ausschlag gegeben habe, sei ein seelischer Vorgang, den man in der Hingabe an jede, vor allem aber an die dramatische Dichtung erlebe; es sei die innere Nachahmung der Gefühle der Handelnden & Leidenden durch die Zuschauer. Für die bildende Kunst sei die Einfühlung keineswegs von untergeordneter Bedeutung, nur werde man sich dieser Hineinversetzung in andere Persönlichkeiten weniger stark bewußt. In diesem Zusammenhang entwickelte Wulff ein regelrecht interdisziplinäres Distanzierungstheorem: ›Der *fernere geistige* Standpunkt des Dichters wird dem Künstler instinktiv zum entfernteren *optischen* Standpunkt, ohne daß er den Raumzusammenhang aufgibt [...].‹[15] Fazit im Sinne solcher wechselseitigen Erhellung der Künste: Bildliche Größenverhältnisse waren im Mittelalter – und auch noch in vielen Renaissancewerken[16] – nicht Resultat mathematisch-geometrischer Projektion und physiologischer Perzeption von außerhalb, sondern signalisierten psychische Nähe oder Ferne innerhalb der Bilder.

Wulffs Konzept der umgekehrten Perspektive ist bemerkenswert wegen seiner erstaunlichen Vorgriffe auf rezeptionsästhetische Theoriezugänge, wie sie Wolfgang Kemp für die Kunstwissenschaft erst vor gut einem Jahrzehnt programmatisch eingefordert hat.[17] In der Tat lassen sich zum Beispiel weitreichende Parallelen herstellen zu Wolfgang Isers Perspektivik der involvierten Leser, die sich mit ihren Blickpunkten sozusagen auf den Textloipen bewegen und in die Körper der beschriebenen Akteure einsinken.[18] Bemerkenswert ist auch, daß Wulffs Aufsatz seinerzeit ungleich weniger Aufmerksamkeit als zwei Jahrzehnte später Panofskys annotiertes Vortragsmanuskript über *Perspektive als symbolische Form*[19] erregt hat. Panofsky kannte Wulffs Schrift, hat sie aber mit einem einzigen Satz in seinen voluminösen Anmerkungen abgetan: ›Grundsätzlich abzulehnen ist die Auffassung O. Wulffs, der die ›umgekehrte Perspektive‹ als eine wirkliche Inversion der normalen Perspektive erklärt, indem das Bild auf den Blickpunkt eines innerhalb statt außerhalb desselben stehenden Beschauers bezgen worden wäre.‹[20] – Verständlich, daß Panofsky im Hinblick auf sein Thema (Übergang zum mathematischen Systemraum) mit

Wulffs eher diffusen Blickpunktverlagerungen nichts anzufangen wußte. Aber gewiß ist auch, daß damit die enorm wichtige menschliche Fähigkeit zur Selbstdistanzierung oder eben zur einfühlenden Identifikation mit anderen Personen unnötig schroff aus der kunstwissenschaftlichen Diskussion verdrängt worden ist.

V

Wenn die hier skizzierten Entwicklungszüge der perzeptiven Exzentrizitäten annähernd richtig gesehen sind, dann hat die von Wulff beschriebene Verlagerung des Egozentrums auch und gerade für wissenschaftliche Erkenntnisformen eine wesentliche Rolle gespielt. Man kann sich mit gutem Grund auf Descartes berufen, dessen vierhundertster Geburtstag ja soeben mit beträchtlicher publizistischer Aufmerksamkeit bedacht worden ist. Der Beginn neuzeitlicher Wissenschaftsmethodik ging mit einer schärferen Unterscheidung von innerer und äußerer Wahrnehmung einher. In seiner *Dioptrik*, die 1637 im Anhang zu seinem *Diskurs über die Methode* [21] erschien, hat Descartes diese Differenz von physiologischer und mentaler Optik klar als Gegensatz von extern binokularer und intern monokularer Sehweise zur Darstellung gebracht; – eine Unterscheidung, deren Bedeutung für die weitere Geistes- und Mediengeschichte kaum überschätzt werden kann. [22]

Auf dem Wege zur vermeintlich singulären Zirbeldrüse, die Descartes als punktförmig gottnahen Sitz des Intellekts ansah, durchliefen die in Nervenreize umgewandelten Netzhautbilder eine weitere Projektions- und Inspektionsstation, die Descartes kurz hinter dem sogenannten *Chiasma*, dem Zusammenlauf und erneuten Gabelung der Sehnervenbündel, auf der Großhirninnenseite angesiedelt glaubte, wie es ein dreiviertelseitiger programmatischer Kupferstich seines *Dioptrik*-Essays deutlich macht. (Abb. 9) Diese weniger bekannte Originalillustration zeigt das Doppelorgan des Augenpaares mit komplettem

Hirnanhang; einereits, um die Triangulationsbasis der externen Entfernungs- und Raumwahrnehmung – für Descartes eine angeborene, unbewußte Geometrie der Winkelmessung [23] – zu demonstrieren; andererseits, um die weitere Reizleitung zum Zirbeldrüsenzentrum hin anzudeuten. Die neuerliche punktweise Repräsentation der Außenweltbilder auf der absolut dunklen Höhlenwand des Hirninneren veranlaßte Descartes zu tiefgründigen Reflexionen über Ähnlichkeit und Wahrheitsgehalt von mentalen Bildern: Um in ihren Bildeigenschaften vollkommen zu sein und Abgebildetes optimal darzustellen, dürften schon gewöhnliche Bilder oft den wiedergegebenen Gegenständen gerade nicht gleichen. Kupferstiche zum Beispiel müßten Körper auf ebener Fläche darstellen und nach Perspektivregeln Kreise als Ovale und Quadrate als verzerrte Vierecke wiedergeben. Dasselbe sei von Bildern anzunehmen, die sich im Gehirn bilden. Die Seele sei jedoch im Grunde gar nicht auf äußerliche Ähnlichkeiten angewiesen; sie beziehe ihre Empfindungen und Einbildungen allein aus der Bewegungskraft der einzelnen Ner-

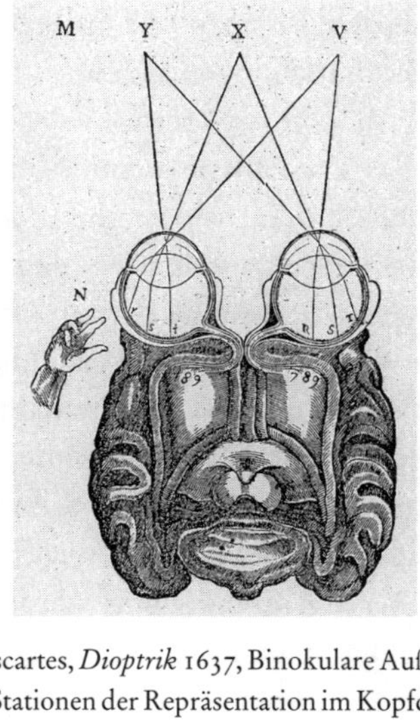

Abb. 9. René Descartes, *Dioptrik* 1637, Binokulare Außenwahrnehmung und innere Stationen der Repräsentation im Kopfdurchschnitt.

venfasern, deren Signale Descartes sich wie Schnurzüge dachte. Daher müsse keine Ähnlichkeit zwischen den von der Seele empfangenen Vorstellungen und den sie hervorrufenden Nervenbewegungen bestehen. Das sei sofort einzusehen, wenn man bedenke, daß Schläge oder Verletzungen des Auges sich stets als helle Lichtblitze zeigten, wie andererseits dieselbe Bewegungskraft der Nerven Töne im Ohr oder Schmerzen in anderen Körperteilen hervorrufe.[24]

Das waren erstaunliche Vorgriffe auf sinnesphysiologische Forschungsergebnisse des 19. Jahrhunderts, besonders auf die Lehre von den spezifischen Sinnesmodalitäten und -qualitäten, an denen sich das Widerspiegelungsproblem in voller Schärfe entzündete und der Nährboden des derzeitigen *Radikalen Konstruktivismus* anreicherte. Die notwendige Bildertransformation vor und hinter der Retina führte für Descartes – trotz seiner offensichtlichen Begeisterung für die neue Instrumentaloptik – zu grundlegenden Zweifeln an der unmittelbaren und eindeutigen Evidenz des Sichtbaren. Im Außenbereich waren Erscheinungsbilder der Dinge vermöge der neuen Hilfsmittel, geschliffener Glaslinsen, Prismen und Spiegel, generell als notwendig virtuelle Vortäuschungen erzeug- und durchschaubar geworden; Gleiches mochte für interne Projektionen der Biomaschine gelten, so das Ergebnis raisonnierender Introspektion. Aber auch die Wahrnehmungsverkettung und deren schlüssige Evidenz in perzeptiven Zeitgestalten wurde für Descartes zum Anschauungsproblem. Also mußte der punktförmige Intellekt, der verinnerlichte gottnahe Augenpunkt idealer Perspektivkonstruktion, für strukturierte Über- und Einsichten sorgen. Von dieser besonderen Warte anschaulich-analytischen Vorstellungsvermögens aus eröffnete Descartes' Selbstbetrachtung eine neue Epoche kritisch-konstruktiver Wissenschaftsphantasie, die in der bewußten inneren Abstandnahme von allen Verführungen & Verfälschungen durch unmittelbare Sinneseindrücke ihren methodischen Ausgangspunkt nahm.

In den zugehörigen Illustrationen – im monokularen Visionsbild mit dem Keplerschen Augenzeugen in der Dunkelkammer, der durch ein riesenhaft vergrößertes Tierauge schaut,[25] und dem hier abgebildeten Kopfdurchschnitt (Abb. 9) – sind Descartes' selbstkritische Reflexionen direkt als ›Sehen des Sehens‹ veranschaulicht. Die extrovertiert binokulare Wahrnehmung mit ihrer Triangulations-Optik scheint ähnlich dem Dürerschen Verfahren als Unterweisung der Messung dargestellt; in diesem Fall zeigt sie die trigonometrischen Entfernungsrelationen, die Descartes zufolge der natürlichen Raum- & Distanzwahrnehmung zugrundelagen. Darüber hinaus hat die Darstellung prinzipielle methodologische & philosophiegeschichtliche Bedeutung: Die Position des externen Betrachters ist mit der selbstdistanzierten Rolle des kritischen Intellekts gleichgesetzt.

VI

Im Jahre 1619, fünfzehn Jahre nach Keplers bahnbrechender Publikation über Netzhautbilder[26] und achtzehn Jahre vor Descartes' Methodendiskurs nebst Dioptrik, erschien in Oppenheim die *Ars memoriae* des englischen Esoterikers Robert Fludd[27] mit einer bemerkenswerten Titelillustration (Abb. 10); ein Ausschnitt ziert nicht zufällig den Originalbuchumschlag von Frances Yates berühmter Studie über Gedächtniskunst.[28]

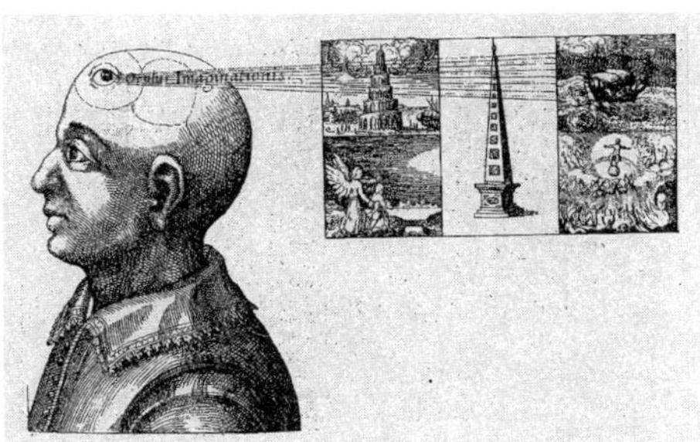

Abb. 10. Robert Fludd: *Ars memoriae*, in: *Utriusque Cosmi [...] Historia, Tomus Secundus*, Oppenheim 1619, Frontispiz-Abbildung.

Der Kupferstich zeigt einen kahlköpfigen Mann im Profil; in dessen Stirnwölbung, genauer gesagt, in der vordersten seiner durchscheinenden drei Gehirnkammern sitzt das singuläre dritte *Auge der Imagination*; es wirft ein enggeführtes spruchbandähnliches Sehstrahlenbündel mit der Inschrift *Oculus Imaginationis* nach hinten auf eine in fünf Felder geteilte Bildtafel mit leicht zu identifizierenden Themen. Das Strahlenbündel ist offensichtlich aufs Schiff im rechten oberen Kompartiment konzentriert; damit scheint klargestellt, daß nicht der gesamte fünfteilige Bildfeldinhalt Gegenstand simultaner Betrachtung ist, sondern daß er nur selektiv oder sukzessiv vom rückwärts gewandten Auge im Kopf erfaßt wird. Da thematische Erläuterungen Fludds fehlen, kann man nur davon ausgehen, daß es sich um ein Quintett von Erinnerungsorten mit Bildinhalten handelt.[29] Über die Örtlichkeit der Projektionsfläche lassen sich, streng perspektivisch genommen, nur widersprüchliche Angaben machen: Das Bildfeld ist ebenso planparallel gezeichnet wie das interne Auge, und so müßten sich Kopf und Blickfeld eigentlich in erheblichem Tiefenabstand zueinander befinden, um halbwegs unverzerrte Sicht zu gewährleisten. Tatsächlich wirkt die Darstellung diagrammatisch flach, die Zuordnung von Auge und Objektfeldern erscheint planimetrisch konstruiert, so, als seien innere Vorstellungen ohnehin nicht von äußerlichen Verfahren stereometrischer Wiedergabe abhängig.[30]

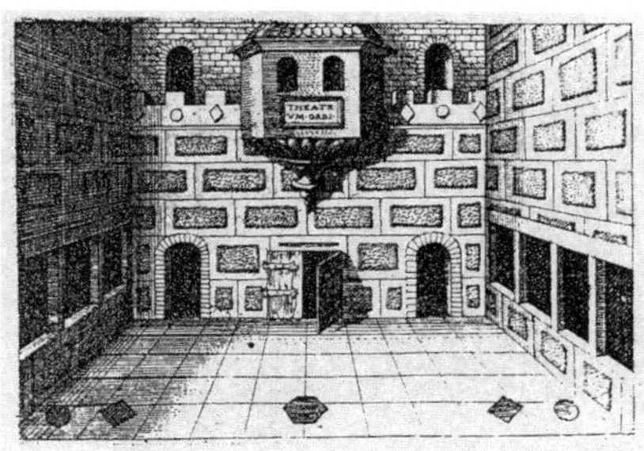

Abb. 11. Fludd: *Ars memoriae*, 1619, Memorial-Theater.

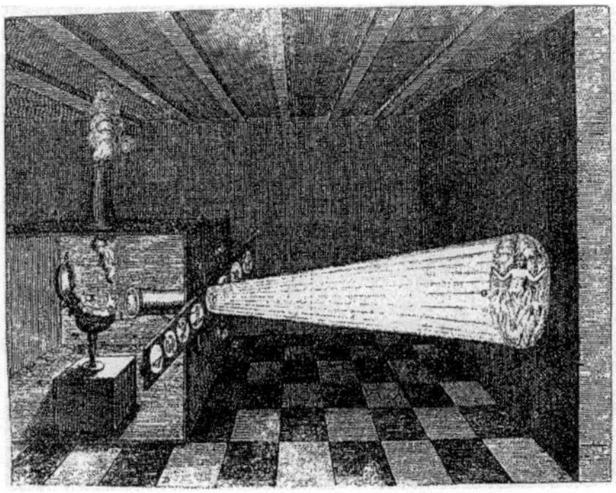

Abb. 12. Athanasius Kircher: *laterna magica*, aus: *Ars magna lucis*, zweite Auflage 1671.

Die schematisch ebene Anordnung der Memorialbilder im zerebralen Jenseits mutet gleichwohl wie eine Art Projektion an, die vom Imaginationsauge ausstrahlt. Auf jeden Fall steht diese Titelillustration in auffälligem Gegensatz zu den folgenden Ortsabbildungen der Fluddschen Gedächtniskunst.

Die in die Antike zurückreichende Theorie der Merkorte war, wie Frances Yates gezeigt hat, gesättigt mit konkreten Raumvorstellungen. Zu Fludds Zeiten hatten sie die Form von Theaterbauten mit dazugehörigen Magazinen angenommen, wie weitere Illustrationen seiner *Ars memoriae* zeigen. (Abb. 11) Die fünfteilige imaginäre Projektionsfläche im Frontispiz war das Pendant einer fünftürigen Bühnenarchitektur. Um so merkwürdiger erscheint daher im Titelbild die restlose Reduzierung der Staffage auf lineare Begrenzungen der Bildinhalte, also die Abkoppelung der Bilderscheinungen von jeglicher memorialtechnischen Situationshilfe. – Kündigte sich hier vielleicht schon der stillschweigende Umschwung von ortsfixierter und architekturgebundener Gedächtnisablage zu freischwebend imaginativer Bildprojektion an, die zur gleichen Zeit mit der Erfindung der *laterna magica*[31] (Abb. 12) technisch verwirklicht wurde?

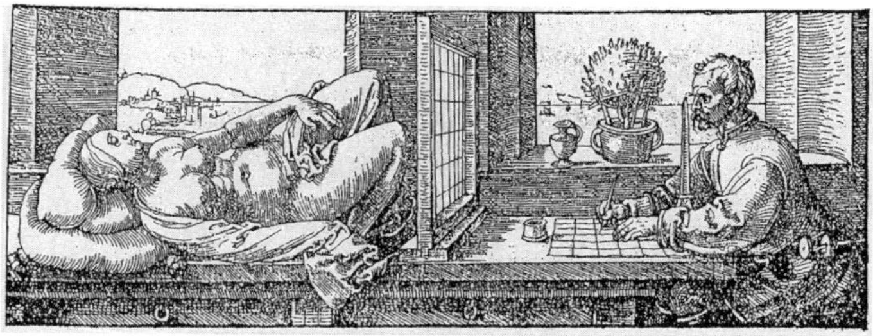

Abb. 13. Albrecht Dürer: *Unterweysung der Messung*. Direktübertragung der Flächenform durch Anvisieren, Holzschnitt von 1538. Anmerkungen.

Zunächst mag das triptychonartige Memorialensemble an eine andere Illustration aus Dürers Unterweisung der Messung, nämlich an den dort verwendeten Zeichenrahmen mit Koordinatennetz (Abb. 13) erinnern, durch den hindurch Objekte anvisiert und in ihrer abzubildenden Flächenlage vermessen werden konnten. Aber das vom solitären Imaginationsauge bestrahlte Bildfeld verweist auch schon auf den Operationsmodus der *camera obscura*, also auf das damals aufsehenerregende optisch-mechanische Analogon des menschlichen Auges, das dann in folgerichtiger Umkehrung des Strahlengangs mittels rückwärtiger Lichtquelle zum Prototyp heutiger Bildprojektoren umfunktioniert wurde. Darüber hinaus scheint mit der selektiven Felderbestrahlung durchs dritte Auge eine Mehrfachprojektion oder sukzessive Erfassung von Bildinhalten anvisiert. Die sorgfältig arrangierte Reihenfolge von Merkorten war wesentlicher Bestandteil traditioneller Memorierungsverfahren; hier lassen sich in der Bildfolge auch schon technisch produzierte Sequenzen vorhersehen, die zunächst per Diapositivschublade (Abb. 12) und sodann in sortierten Archivkästen &c verfügbar wurden. – Fazit: Wenn diese kurze Bildanalyse annähernd zutrifft, dann signalisiert die Titelillustration zu Robert Fludds *Ars memoriae* bereits eine wechselseitige Durchdringung von Gedächtnismodellen und neu entstehenden Bildtechnologien.

Mehr noch: Das Bild zeigt zudem, daß das virtuelle Universum der Erinnerungen wie die Außenwelt von einem wandelnden Dreh- & Augenpunkt des *jetzt-hier-ich*-Bewußtseins aus anvisiert werden kann und – aus der Sicht externer Zeugen – eigentlich beliebige Personifikationen & Orte des inneren Schauens zuläßt. Die konventionelle Bühne der ortsgebundenen Erinnerungen ist in Fludds Frontispiz das erste Mal durch eine Projektionsfläche ersetzt, auf der sich Bildfolgen & -ensembles in Lichtbildmanier präsentieren. Aus der Innenwelt der Bilder ist äußerlich reproduzierbare Imagination geworden. Kino & Fernsehen als außerkörperlich kollektive Tagtrauminszenierungen stehen am vorläufigen Ende dieser Entwicklung.

VII

Während die Realwahrnehmung sich mit Keplers sphärischer Optik[32] von planperspektivischer Raumabbildung und mit Descartes' angeborener Binokulargeometrie von der Einäugigkeit verabschieden mußte, konnte die Einbildung gleich in zweifacher Hinsicht das Renaissance-Erbe reiner Perspektivkonstruktion übernehmen: vermöge außerkörperlicher Bilderzeugung durch belichtete Flachprojektion; und als verinnerlichte Form dieser instrumentellen Einäugigkeit, die fortan ihren kulturprägenden Einfluß in weiteren Technologieschüben zunehmend zur Geltung brachte. Der chemisch-optisch automatisierte Zyklopenblick der Kamera führte nicht nur zum ›Kino vor Augen‹, um auf die wichtigste Übergangsphase der Imaginationstechnik vorauszuweisen, sondern etablierte auch das ›Kino im Kopf‹ als kontroverse Denkfigur. Ob damit notwendig Verflachungen der Vorstellungsformen einhergingen, wie es Lyotards kulturkritische Untersuchungen[33] nahelegen, kann hier nur als Frage an Kognitions- und Medienwissenschaftler weitergereicht werden, scheint aber sehr plausibel. Jedenfalls hat auch die revolutionäre Erfindung und epidemische Verbreitung des Stereoskops im 19. Jahrhundert nur vorübergehend vom monokularen Leitbild des allgegenwärtigen Kamera-Auges und seiner massenhaften Ausstrahlungen auf Leinwände und Fernsehmonitore abgelenkt. Offensichtlich ist an die Stelle nebeneinanderstehender Bildpaare eine Abkoppelung der Erscheinungsformen von der Tiefe des Nahraums, und mehr noch: eine zunehmend pointierte Entfernung der Bilder selbst getreten.

Das wohl beredteste Zeugnis der neuen Selbstdistanzierungsphantasien hat der englische Schriftsteller H.G. Wells 1895 in einer Kurzgeschichte mit dem Titel *The Remarkable Case of Davidson's Eyes* gegeben.[34] Der *plot* der Erzählung ist simpel genug, seine Implikationen durchaus nicht: Davidson, Laborant an einem Forschungsinstitut, wird während eines Gewitters Opfer eines nicht näher beschriebenen elektrischen Unfalls. Seine physiologische Optik wird dabei für einige Wochen total verstellt; er ist zeitweise zum visuellen Antipoden verwandelt und sieht und wandert mit körperlosen Augen am korrespondierenden Gegenpunkt seines tatsächlichen geographischen Aufenthaltsorts, wo sich eine antarktisnahe Insel mit dem bedeutsamen Namen *Antipodes Island* befindet. Gleich zu Beginn der Erzählung hat H.G. Wells die eigentliche Reichweite seiner Fiktion angedeutet: Der berichtete Vorfall lasse einen von den verrücktesten zukünftigen Kommunikationsmöglichkeiten träumen: von eingeblendeten Fünfminutenanwesenheiten auf der anderen Seite der Welt oder von der Aussicht, selbst in seinen geheimsten Tätigkeiten von unsichtbaren Augen beobachtet zu werden. – Nicht die rein technischen Zukunftsperspektiven globaler Television sind à la Jules Verne in dieser Kurzgeschichte antizipiert, sondern die kuriosen Effekte psychischer Versetzung & weitgehender Selbstdistanzierung, die gegenwärtig unter den Begriffen *Telepräsenz* und *Second/Third/&c Personess* neuartige psychotechnische Bedeutung gewonnen haben.

Das Anwachsen solcher Dissoziierungen läßt sich Schritt für Schritt seit dem 19. Jahrhundert verfolgen: Oscar Wildes *Bildnis*

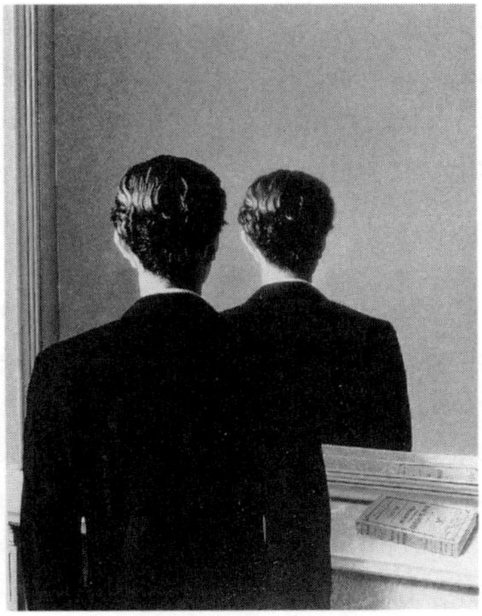

Abb. 14. René Magritte: *Reproducion interdite* 1937.
Sussex, Edward James Foundation.

des Dorian Gray [35], das anstelle des Portraitierten so schrecklich altert, markiert eine weitere sentimentgeladene Zwischenstation fiktiver Entstellungen & Selbstentfremdungen, die mit entsprechenden Entfesselungen der Perspektive einhergingen. Derartige Gegensätze von Beisichsein und Fremdempfindung in der Entzweiung von Bildzwillingen hat René Magritte – nach einer Reihe von regelrechten Doppelbildern, die Stereoskopvorlagen imitierten und paraphrasierten – 1937 in seinem bekannten Gemälde *Reproducion interdite* [36] (Abb. 14) ins Extrem getrieben. Man befindet sich als Betrachter hinter dem Rücken eines Mannes, der im Spiegel wiederum nur als Rückenfigur – rechts vom Vorbild – sichtbar wird, während andere Dinge, so Magrittes Lieblingsbuch von Edgar Allan Poe auf der Ablage, sich korrekt spiegeln. Für Magritte war das die präzise durchgeführte Umkehrung einer alltäglichen Erfahrung ins imaginär mögliche Absurde, die Lewis Carroll bereits 1871 in der Fortsetzung seiner zweiten *Alice in Wonderland*-Geschichte *Through the Looking Glass* und Jean Cocteau 1930 in *Le Sang d'un Poète* als Sturz in den Wasserspiegel durchgespielt hatten. Im anbrechenden *Cyberspace*-Zeitalter ist daraus virtuelle Realität geworden: als Video-*feedback* der kameraüberwachten oder computergenerierten Telepräsenz, die der involvierte Beobachter als kuriose Verlagerung oder als Verlust des Ich-Gefühls erlebt.

Sind das die vorläufig letzten Stationen einer apparativ inszenierten Selbstdistanzierung und Entfremdung, die mit der kinematographischen Verwirklichung der dynamischen Fluchtpunktperspektive ihre virulente Phase erreichten und im Krankheitsbild der *multiplen Persönlichkeiten* ihre psychopathologische Entsprechung fanden? Hat auch das noch etwas mit der Dissoziierung bildlicher Doppelgänger in altertümlichen Bilderzählungen zu tun? Sind sie zunächst in die Spiegelwelten der Tafelglasindustrie übergetreten und irren nun in der eigenmächtigen Virtualität der digitalen Datenräume umher? Lassen sich also letzten Endes die primordialen *split representations*, die chimärischen Netzhautbildpaare und ihre zeiträumlichen Verrückungen und Verselbständigungen in einer gemeinsamen kulturhistorischen Folge von Transformationen erfassen und deuten? Der Transfer zu den Phänomenen der psychischen Zurichtung liegt seit Otto Ranks *Doppelgänger*-Studie [37] jedenfalls auf der Hand: Folgerichtig ist *der elektronische Dop-*

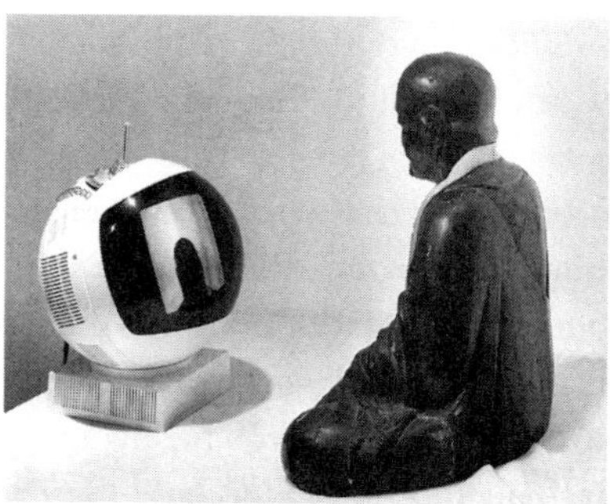

Abb. 15. Nam June Paik: *TV-Buddha* 1974, Amsterdam, Stedelijk Museum.

pelgänger, der sein Eigenleben hinter der optischen Grenzfläche des Computerbildschirms führt, als Fortsetzung des Spiegelstadiums der Ichbildung entdeckt worden.[38] Solchen neuartigen narzißtischen Selbstversenkungen, deren Charakterprofile sich von halbwüchsigen Computer-*kids* bis zu besessenen Programmierern verfolgen lassen, hat Nam June Paik schon 1974 mit dem TV-Buddha (Abb. 15), der im *closed-loop* sein Video-Portrait betrachtet, ein interkulturelles Denkmal voll ironischer Nachdenklichkeit gesetzt. Aber dieser scheinbar unauflösliche Zirkel der Selbstbespiegelung enthält auch ein neuartig reales Moment der Entfesselung: Die Refraktionsgesetze von Blick und Gegenblick sind aufgehoben; das Kamera-Auge hat sich vom Körper des Schauenden getrennt und die beliebige Außenseiterposition eines vagabundierenden *alter ego* bezogen.

Mit solchen Nachfahren selbstversenkender oder umlenkender Spiegelungen kommt eigentlich das immense Regime der reproduzierenden Katoptrik & Selbstabbildungen in Sichtweite, das die Kunstgeschichte seit der Antike begleitet hat.[39] Der Blick aus dem Bilde[40] und das ›sich selbst Gegenüberstehen‹ sind zwei Motivkomplexe, die intensive Beeinflussungen und Verlagerungen des Ich-Gefühls involvieren. Versteht sich, daß in Bildnissen & Selbstportraits die unmittelbarsten Anlässe und geometrischen Orte für umgekehrte Perspektiven im Wulffschen Sinne zu erwarten, aber hier kaum angemessen ausführlich zu behandeln sind. So mag dieses Thema zunächst mit einem provisorischen Rück- & Ausblick sein Bewenden finden: Bereits am spartanischen Grabrelief (Abb. 6) war, wie wir gesehen haben, eine zweiachsige Orientierung von flächeninternen und orthogonal betrachterbezogen Blickrichtungen & Erscheinungsgrößen eingesetzt, um den rituellen Konnex zwischen Lebenden und Toten herzustellen. Von der Spätantike an trat an die Stelle dieses ursprünglich altorientalisch-ägyptischen Rigorismus von *en face* und Profil eine kuriose Überlagerung der beiden Ansichten: im Halbprofil konnten innerbildliche

Handlungen und außerbildliche Appelle scheinbar organisch verbunden erscheinen; mit dem Rest griechischer Körpergewandtheit wurden also die Kunststücke fertiggebracht, Binnenorientierungen und Außenwendungen der dargestellten bedeutsamen Ereignisse in einem Zug sichtbar zu machen. Erst im hohen Mittelalter ist es zu einer ereuten Dissoziierung von Innen- & Außenbezügen und den ihnen entsprechenden Prospekten gekommen.[41]

VIII

Was bietet sich als Konklusion dieser kleinen kunst- und wissenschaftsgeschichtlichen Perspektivskizze an? Wenn man sich auf die neuesten philosophischen Verortungen wahrhaft menschlicher Standpunkte weit außerhalb von ihren physiologischen Lokalen einläßt (exemplarisch Thomas Nagels *View from Nowhere*[42]), so wird die bildliche Repräsentation solcher selbstdistanzierten Einstellungsmöglichkeiten zum Dreh- und Angelpunkt humaner Bewußtseinsformen. Nicht die zwangsläufige Egozentrik der animalischen Biomaschinerie (im Sinne Descartes') und ihrer monokular-geometrischen Simulation (Panofsky), sondern das virtuelle Aus-sich-Herausgehen und Eingehen-auf-Andere erweist sich dann in perspektivierenden Vor- & Darstellungsweisen als besonders bedenkenswert. Angesichts der zu Unrecht vergessenen Untersuchungen Oskar Wulffs zur *umgekehrten Perspektive* oder etwa der gleich betitelten, erst vor kurzem bekanntgewordenen Schrift Pawel Florenskijs[43] von 1920, die eine konventionellere Vielansichtigkeit analog zu Interpretationen des Kubismus in der byzantinischen und russischen Kunst meinte[44], reicht eine halbe Alternative von Perspektive und Nicht-Perspektive für kulturhistorische Differenzierungen kaum noch aus. In Anbetracht der menschlichen Doppeläugigkeit sind mathematisch präzise Definitionen von Perspektive als Sehraumsimulation ohnehin problematisch; und die hier hervorgehobenen Phänomene der Selbstdistanzierung tun ein übriges, um den eingeschliffenen Sprachgebrauch fragwürdig zu machen.

Welche echten Alternativen stehen zur Verfügung? Der suggestive Universalbegriff *Aspektive* zum Beispiel, den die Ägyptologin Emma Brunner-Traut[45] seit den sechziger Jahren für vorperspektivische Darstellungen in die Fachdiskussion eingeführt hat, liefert zunächst auch nur – wie der Begriff *aneuklidische Geometrie* in seinem Feld – eine summarische Charakterisierung, die zusätzliche Detailbestimmungen nicht von vornherein kategorisch ersetzt. ›Die Ägypter und ihre Geistesverwandten gewinnen ihren Gegenstand im schrittweisen Nacheinander-Erfassen der Teile; die Griechen entdeckten die (optische) Zusammenschau des Ganzen.‹[46] So weit, so gut. Aber welche historisch anthropologischen Leitlinien bietet Frau Brunner-Traut an? Die vor einem Jahrhundert im Zuge der Evolutions & Rekapitulationstheorien aufgestellten Parallelen von Kinderkunst und Kunstgeschichte &c[47] können da auch nur kontroverse vorläufige Orientierungshilfen liefern, weil das Problem der kulturellen Überformung auf beiden Seiten der Vergleichsreihen mit in Rechnung gestellt werden muß; und gerade die historischen Errungenschaften der Kunst können nicht ohne Weiteres als endogene Bildungsziele kindlicher Darstellungsweisen vorausgesetzt werden.

Der Übergang zur rundplastischen griechischen Kunst hat, wie Frau Brunner-Traut zu Recht notiert, wichtige neue Bildqualitäten zum Vorschein gebracht. Doch es blieb wie schon gesagt nicht allein bei diesem Umbruch zur vollen klassischen Körperbeweglichkeit. Die Unterscheidung von individueller *Körperperspektive* und eigentlicher *Raumperspektive* gehörte schon lange zu den etablierten Ansichten der Archäologie.[48] Wulffs Untersuchungen der mittelalterlichen Kunst haben zum Beispiel wichtige weitere Veränderungen der Perspektivierungen aufgedeckt, die sich auch in der Doppelorientierung der typisch mittelalterlichen Halbprofilfiguren auswirkten. Anzumerken ist weiterhin, daß schon der Mathematikhistoriker Moritz Cantor[49] (nachzulesen bei Florenskij) die offensichtlich bewußt unperspektivische ägyptische Darstellungsweise durchschaute. Die Ägypter verfügten über alle geometrischen Voraussetzungen zur Konstruktion perspektivischer Darstellungen, so Cantor. Gleichwohl hätten sie keinerlei Anstalten gemacht, die Malfläche als Projektionsebene zwischen dem Betrachterauge und den darzustellenden Gegenständen und Personen aufzufassen, weil ihre religiöse Einstellung eine derart individualistische Bildvorstellung nicht zugelassen habe.

So wichtig und ergiebig weitläufige Kulturvergleiche unter Hirnforschungsaspekten sind, wie sie etwa Frau Brunner-Traut mit ihren Analysen des ägyptischen Staatswesens anvisiert hat, so weit klaffen ihre Kontrastbeispiele von ägyptischer und abendländischer Bildkunst auseinander, zumal sie die Erfindung der Perspektive zu einem spontanen & sprunghaften Geschichtsereignis der Renaissance erklärt, während auch die voraufgehende mittelalterliche Kunst für sie noch nach den grammatischen Regeln der Aspektive organisiert ist.[50] Wenn also die ganze Spannweite kulturhistorischer Mentalitätsprägungen anhand ihrer verbliebenen Bildzeugnisse kontinuierlich ausgelotet werden soll, dann müßte den vielen kunstwissenschaftlichen Raumbegriffen und Umschreibungen – Aggregat- & Systemraum, Flecht- & Lamellenraum, Unraum &c – eigentlich eine entsprechend vielfältige Palette von Anschauungs-Begriffen gegenübergestellt werden. Man mag sich zum Beispiel versuchsweise überlegen, ob der so unterschiedlich ausgelegte Terminus *umgekehrte Perspektive* nicht besser durch *delegierte Perspektive* oder *Heterospektive* zu ergänzen bzw. zu ersetzen wäre, wenn tatsächlich à-la-Wulff die einfühlende Auslagerung von Betrachterstandpunkten gemeint ist. Aber bei solchen Begriffsprägungen müßten schon viele Zungen zustimmen, um einen gemeinsamen neuen Nenner durchzusetzen.

Ohnehin sollte man sich zunächst einmal fragen, ob wahrnehmende Subjektivität immer unbedingt – in schönster cartesianischer Manier – punktförmigen Charakter haben oder gehabt haben muß. Die meisten Negativbilanzen nichtperspektivischer Darstellungsweisen scheinen in der neuzeitlichen Punktkonstruktion des Intellekts ihre vorgängige Ursache zu haben. Auch das Sprachbild der Aspektive zehrt noch von diesem Punkt-zu-Punkt-Vorgehen. Wäre es nicht einen Theorieansatz wert, kontinuierliche Bilderzählformen oder aspektiv zerlegte Bildensembles als künstliche, künstlerische Verlängerungen der neuronal getakteten Präsenszeit zu verstehen & zu werten? Ganze Panoramen von Welt- & Geschichtsverständnis würden sich in derart fixierten extrasomatischen Gedächtnisformen quasi selbsttätig erschließen. Aber damit solche Spekulationen festere Konturen annehmen können, sind viel weitergehende *joint ventures* der Kunst- & Neurowissenschaften dringend erforderlich.

Im übrigen sind vorerst noch einige bislang unverbundene Fäden der Perspektive-Forschung zu einem kulturgeschichtlichen Gesamtgeflecht zusammenzuziehen. Die radikalste Form einer wörtlich zu nehmenden *Respektive* (um noch einen begrifflichen Versuchsballon zu starten) hat Alexander Perrig mit seiner Analyse des Trinitätsfresko Masaccios und anderer, vom umgepolten Fluchtpunkt her ausstrahlender Bildkompositionen bedeutender Renaissance-Meister geliefert, ohne jedoch die Beobachtungen Wulffs einzubeziehen.[51] Die rasanten Tunnelausblicke in Piero della Francescas Perugeser Verkündigung und Raffaels Mailänder Marienvermählung, um Perrigs kleinen aber signifikanten Bilderreigen hier auf zwei illustre Exponenten zu beschränken, haben zwar als intellektuelle Konstrukte keine breite ikonographische Nachfolge gefunden, waren aber wohl für die Kunstwelten der anamorphotischen Vorstellungsexperimente (siehe das eingangs besprochene Beispiel von Charles Ozanam), die Geheimwissenschaften und die cartesianische Wende zur Selbstreflexion eine wesensverwandte Anregung.

Daneben wäre auch noch das ganze Spektrum nicht-projektiver, sondern eher syntaktisch piktographischer Bilderschriften in Betracht zu ziehen, deren *Parzellen-* und *Streifenprospekte* eine eigene mittelalterlich-neuzeitliche Stilformation bilden. Und schließlich ist anzumerken, daß bei den quasi-synthetischen Medien vom Kino bis zum *Cyberspace* schon längst eine systematische Untersuchung ihrer Perspektiven angelaufen ist. Spätestens hier hat sich die nützliche Rivalität eines neuen vielversprechend weitergefaßten Konkurrenzbegriffs zur Perspektive eingestellt: das Konzept des *Dispositivs.*[52] – Aber dieses der französischen Mediendiskussion entstammende Machtwort mit seinen weitläufigen Zuordnungsmöglichkeiten von Bildern & Publikum steht erst am Anfang einer zukünftigen Kunsttheoriegeschichte.

Anmerkungen

1 Dieser Text ist einem besonderen Gesichtspunkt des facettenreichen Generalthemas *Mythos der Perspektive* gewidmet. Weitere, zu diesem Komplex gehörende Aspekte finden sich, ebenfalls in vorläufiger Separatfassung, in: Karl Clausberg: ›Wozu hat der Mensch zwei Augen? Der Mythos der Perspektive‹; in: Wolfgang Müller-Funk & Hans Ulrich Reck: *Inszenierte Imagination. Beiträge zu einer historischen Anthropologie der Medien*, Springer Verlag 1996; sowie Clausberg: ›Video, ergo sum? Die Kunstgeschichte der virtuellen Bilder zwischen Erinnerungs- und Projektionstechnik‹, in: *Memory & Oblivion. Akten des 29. internat. Kunsthistorikerkongresses* Amsterdam 1996. – Allgemeiner zu den hier angesprochenen Problemen: Thomas Kleinspehn: *Der flüchtige Blick. Sehen und Identität in der Kultur der Neuzeit*, Reinbek 1989; sowie Friedrich Kaulbach: *Philosophie des Perspektivismus*, Bd. I, Tübingen 1990; sowie Ferdinand Fellmann: ›Perspektivismus und symbolischer Pragmatismus‹, in: Volker Gerhardt & Norbert Herold (Hrsg.): *Perspektiven des Perspektivismus*, Würzburg 1992.

2 Charles Ozanam: *Récréations mathématiques et physiques*, Paris 1694; nach Jurgis Baltrusaitis: *Anamorphoses. Les perspectives dépravées*, Paris 1984, S. 114.

3 Die hier präsentierte Auslegung des Bildes ist eine reine Bildanalyse, die noch durch entsprechende Textquellenuntersuchungen zu verifizieren oder zu

falsifizieren sein wird.

4 M. Bettini: *Apiaria universae philosophiae mathematicae*, Bologna 1642; *Apiarium V*, fig. p. 5 et 7; nach Baltrusaitis, *Anamorphoses* 1984, S. 160, fig. 122.

5 Die Jesuiten machten regen Gebrauch von den neuen Beeindruckungstechnologien; siehe auch: Friedrich Kittler: ›Die Laterna magica in der Literatur: Schillers und Hoffmanns Medienstrategien‹, in: *Athenäum, Jahrbuch für Romantik 1994*, S. 219 ff.

6 Samuel Y. Edgerton, Jr.: *The Renaissance Rediscovery of Linear Perspective*, 1975.

7 Svetlana Alpers: *The Art of Describing: Dutch Art in the Sevententh Century*, Chicago 1983, S. 133, hat Edgertons These entgegengehalten, daß Ptolemaïsche Weltkartenprojektionen nicht wirklich einen Betrachter am hypothetischen Blickpunkt vorausgesetzt hätten und dewegen auch nicht als Vorbild der Renaissance-Perspektive betrachtet werden könnten. Die hier vertretene Argumentation legt jedoch gerade auf den Akt der intellektuellen Selbstdistanzierung besonderes Gewicht.

8 Brigitte Nitschke: *Die Handschriftengruppe um den Meister des Registrum Gregorii*, Recklinghausen 1966.

9 Oskar Wulff: ›*Die umgekehrte Perspektive und die Niedersicht. Eine Raumanschauungsform der altbyzantinischen Kunst und ihre Fortbildung in der Renaissance*‹, in: *Kunstwissenschaftliche Beiträge August Schmarsow gewidmet*, Leipzig 1907.

10 D. Ainalow: *Die hellenistischen Grundlagen der byzantinischen Kunst*, St. Petersburg o.J., spez. S. 87–129.

11 Wulff, 1907, S. 14, berief sich speziell auf Theodor Lipps, *Ästhetik*, *Psychologie des Schönen und der Kunst*, Bd. I, Hamburg 1903.

12 Wulff, 1907, S. 16.

13 David H. Wright: *Der Vergilius Vaticanus. Ein Meisterwerk der spätantiken Kunst*, Graz 1993, S. 21; Wulff, 1907, S. 15.

14 M. Dreger: *Die künstlerische Entwicklung der europäischen Weberei und Stickerei*, Wien 1904, S. 31 ff.; zitiert nach Wulff, 1907, Anm. 45 u. 56.

15 Wulff: 1907, S. 14.

16 Wulffs beeindruckende Beispielpalette reicht von der Wiener Genesis bis zur Giotto- und Raffael-Schule und Dürers Allerheiligenbild.

17 Wolfgang Kemp (Hrsg.): *Der Betrachter ist im Bild. Kunstwissenschaft und Rezeptionsästhetik*, Köln 1985.

18 Wolfgang Iser: *Der Akt des Lesens*, München 1976.

19 Erwin Panofsky: ›Perspektive als symbolische Form‹, in: *Vorträge der Bibliothek Warburg 1924/25*, Leipzig/Berlin 1927, S. 258–330.

20 Panofsky: *Perspektive* 1927, Anm. 30.

21 René Descartes: *Discours de la méthode suivi de ses trois essais: la dioptrique, les*

météores et la géométrie, Paris 1637. Gertrud Leisegang (Einleitung & Übersetzung), *Descartes Dioptrik; Monographien zur Naturphilosophie, Bd. II*, hrg. von Eduard May, Meisenheim 1954.

22 Zur Rekonstruktion der Descartesschen Gedankengänge: W. Röd: *Descartes. Die Genese des cartesischen Rationalismus*, München 1982(2). – Zur Bedeutung des binokularen Sehens und der Stereoskopie quasi als mentalitätsgeschichtliches Leitfossil der wechselnden Gesellschaftsformationen: Jonathan Crary, *Techniques of the Observer/On Vision and Modernity in the Nineteenth Century*, MIT-Press 1990.

23 Leisegang: *Dioptrik* 1954, S. 103. – Descartes' Feldmesser-Theorie der stereoskopischen Wahrnehmung ist dann von Bischof Berkeley heftig angegriffen worden; siehe Clausberg: *Interfaceproblem*, wie Anm. 1, S. 18ff.

24 Leisegang: *Dioptrik* 1954, 4. Kapitel: ›Von den Sinnen im Allgemeinen‹, S. 87–90.

25 Abbildung zum Beispiel in: Clausberg: ›Video ergo sum?‹ siehe Anm. 1.

26 Johannes Kepler: *Ad Vitellionem paralipomena, quibus astronomiae pars optica traditur*, Frankfurt 1604.

27 Robert Fludd: *Ars memoriae*, in: *Utriusque Cosmi [...] Historia, Tomus Secundus*, Oppenheim 1619.

28 Frances A. Yates: *The Art of Memory*, Chicago 1966.

29 Siehe dazu auch Yates: *Memory*, p. 326.

30 Fludd hat das leere Fünf-Felder-Schema in seinem Verhältnis zur ›äußerlichen‹ Architektur ausführlich im Text erläutert.

31 Siehe Alpers: *Art of Describing*, chapt. 1: ›Constantin Huygens and »The New World«‹.

32 Kepler hat 1604 den konkaven ›Gemälden‹ auf der Netzhaut ausdrücklich die ebenfalls konkav erscheinende Sphäre der subjektiven Seherfahrung gegenübergestellt: ›Das Sehen, wie ich es erkläre, kommt dadurch zustande, daß das Bild der gesamten Halbkugel der Welt, die vor dem Auge liegt, und noch etwas darüber hinaus, auf die weißrötliche Wand der hohlen Oberfläche der Netzhaut gebracht wird‹. Zitiert nach der Übersetzung aus dem lateinischen Original von Matthias Althoff, Frankfurt/M. 1987; Kepler: *Ad Vitellionem Paralipomena* 1604, Kap. 5/2.

33 Jean-François Lyotard: *Discours, Figure*, Paris 1971.

34 H.G. Wells: ›The Remarkable Case of Davidson's Eyes‹; in: *Pall Mall Budget*, März 1895, repr. in: *Selected Short Stories*, Penguin 1958.

35 Oscar Wilde: *The Picture of Dorian Gray*, 1891.

36 David Sylvester: *Magritte*, Antwerpen 1992, S. 307.

37 Otto Rank: *Der Doppelgänger. Eine psychoanalytische Studie*; Reprint der Ausgabe von 1925 mit einem Nachwort von Mladen Dolar, Wien 1993.

38 Michael Huebner: ›Der elektronische Doppelgänger‹; in: *Computer und*

Psyche. Angstlust am Computer, hrg. von Alexander Krafft und Günther Ortmann, Frankfurt/M 1988.

39 Jurgis Baltrusaitis: *Le miroir*, Paris 1978, deutsch: *Der Spiegel: Entdeckungen, Täuschungen, Phantasien*, Giessen 1986.

40 Alfred Neumeyer: *Der Blick aus dem Bilde*, Berlin 1964.

41 Ausführlicher dazu: Clausberg: ›Symmetrie als Syntax mittelalterlicher Bilderschriften. Kunsthistorische Übergangsformen eines ›über-historischen‹ Gestaltungs-Prinzips‹; in: ›SYMMETRIE in Kunst, Natur und Wissenschaft‹; Katalog zur Ausstellung auf der Mathildenhöhe Darmstadt Juni-August 1986, Band 1 – Texte, S. 233–256.

42 Thomas Nagel: *The View from Nowhere*, Oxford 1986. Deutsch *Der Blick von Nirgendwo*.

43 Pawel Florenskij: ›Die umgekehrte Perspektive‹ (1920); in: dto.: *Texte zur Kunst*, Aus dem Russischen übersetzt und herausgegeben von André Sikojev, München 1989.

44 Ausführlicher dazu: Clausberg: ›Wozu hat der Mensch zwei Augen?‹ 1996, siehe Anm. 1.

45 Emma Brunner-Traut: *Frühformen des Erkennens. Aspektive im alten Ägypten*, 2. Aufl. Darmstadt 1992.46

46 Brunner-Traut: *Aspektive* 1992, S. 13.

47 Brunner-Traut: *Aspektive* 1992, im Kapitel ›Parallelen geistesverwandter Gruppen‹, S. 40 ff.; sowie im Schlußkapitel ›Aspektive und Hirnforschung‹, S. 155 ff.

48 Bernhard Schweitzer: ›Vom Sinn der Perspektive‹; in: *Die Gestalt. Abhandlungen zu einer allgemeinen Morphologie*, Heft 14, Tübingen 1953.

49 Moritz Cantor: *Vorlesungen über Geschichte der Mathematik*, Bd. 1, Leipzig 1907, 3. Auflage, S. 108; zitiert nach Florenskij: *Perspektive* S. 15.

50 Brunner-Traut: *Aspektive* 1992, S. 10.

51 Alexander Perrig: ›Masaccios ›Trinità‹ und der Sinn der Zentralperspektive‹; in: *Marburger Jahrbuch für Kunstwissenschaft* 1985, S. 11–43. Auch Alfred Neumeyer: *Der Blick aus dem Bilde*, Berlin 1964, hat Oskar Wulffs Aufsatz zur *umgekehrten Perspektive* nicht zitiert, obwohl die sich hervorragend in seine Argumentation eingefügt hätte.

52 Joachim Paech: ›Überlegungen zum Dispositiv als Theorie medialer Topik‹ (Arbeitsmanuskript, 1996); sowie ders.: *Literatur und Film*, Stuttgart 1988. Siegfried Zielinski: *Audiovisionen – Kino und Fernsehen als Zwischenspiele in der Geschichte*, Reinbek 1989.

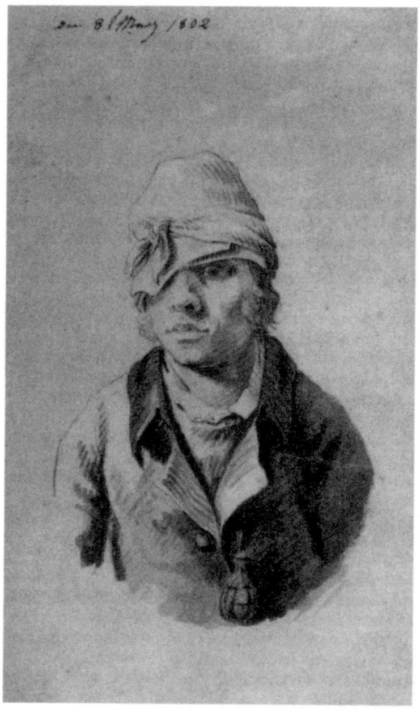

Abb. 1. Caspar David Friedrich:
Selbstbildnis mit Mütze und Visierklappe, 1802.

Roland Recht

›... das Sehen eine Kunst‹

›Für Sie ist alles nur Blick.‹ Mit diesen Worten an Goethe trifft Herder genau den Punkt, in dem sie sich grundlegend widersprechen. Für Herder ist das Sehen zwar nicht ganz der ›trügerischste Sinn‹, wie es Rousseau formuliert hatte, doch er ist zumindest ›der Kälteste‹.[1] Seinem Mißtrauen steht Goethes – von Winckelmann beeinflußte – Auffassung vom Sehen entgegen. Goethe erhofft sich aus der Betrachtung von Bildwerken unmittelbare Erfahrung und sinnliche Nähe. Über die Kunstanschauung hinaus, bezieht er dies auf das gesamte Denken. Der Prozeß der Erkenntnis beginnt immer mit dem Sehen. ›Jedes Ansehen geht über in ein Betrachten, jedes Betrachten in ein Sinnen, jedes Sinnen in ein Verknüpfen, und so kann man sagen, daß wir schon bei jedem aufmerksamen Blick in die Welt theoretisieren.‹[2] Der von B. H. Brokes zu Beginn des 18. Jahrhunderts formulierte Grundsatz: ›Es sey das Sehen eine Kunst sowohl als Schreiben oder Lesen‹[3] ist für Goethe von entscheidender Bedeutung. Er findet sich wieder bei J. Paester in *Theatrik. Ideen zur Uebung des Blicks in bildender Kunst* (1807). Hier wird erneut das Sehen als aktiver Sinn, als ein Erkenntnisinstrument beschrieben: ›Ist Denken der Wissenschaft sehen, so ist ebenso gewiss sehen der Kunst auch Denken.‹[4] Als Darstellung des

Sichtbaren führt demnach das Bild visuelle Erkenntnis vor Augen: ›Allein die Darstellung des Gesehenen erweisst in Kunst sowohl als in Wissenschaft, wie es gesehen, in welcher Stufe der Richtigkeit es erkannt ist.‹ ›Das sinnliche Sehen kann‹, laut Paester, ›als ein Gleichnis betrachtet werden des logischen Sehens und geistigen Erkennens, welches dem Vernunftssinne eigen ist. Jenem Lichte, das die Vernunft auffasst und verwendet, ist nichts ähnlicher, als das Wesen des Koerperlichtes, durch dessen allesenthüllende Wirksamkeit uns die Dinge sichtbar werden.‹ Es ist das ›Licht‹ des 18. Jahrhunderts, die Quelle menschlicher Erkenntnis und menschlicher Freiheit.

Paester widersetzt sich der von Winckelmann bestimmten, allegorischen Funktion der Bilder und richtet sich zugleich gegen das ›innere Auge‹ der Romantiker, wenn er sagt: ›Bildende Kunst müsste ihres ganzen Zwecks verfehlen, in Bildern zu gefallen gleich der Natur, könnte sie jemals verirren, das Unbildliche als hoechstes Ziel zu erstreben, und das Sehsinnlich Unmögliche dem Möglichen vorzuziehen: denn sie hat's zu sehr mit Dingen zu thun, die mehr nicht sind noch seyn sollen, als was sie vorstellen.‹ Das Sehen – und infolgedessen auch die Malerei – stehe im Dienst der objektiven Erkenntnis und so solle es auch bleiben.[5]

Eine Beschreibung des einzelnen Blicks in seiner schöpfenden Bedeutung findet sich im Gespräch über *Die Gemälde* aus dem *Athenäum* von 1799:

›Reinhold: ... Es versteht sich von selbst, lieber Freund, und wir geben es gleich zu, daß die Kunst als bloße Abschrift der Natur gegen das ewige Regen und Weben derselben unendlich zurückstehen müßte. Eben deswegen soll sie den Abgang durch etwas von wesentlich verschiedner Art ersetzen. Der Künstler kann die landschaftliche Natur nur durch Wahl und Zusammenstellung verbessern, nicht an sich erhöhen. Dagegen leiht er dem Anschauer seinen erhöhten Sinn für sie, oder vielmehr er stellt den allgemeinen Sinn her, wie er ursprünglich beschaffen ist. Er lehrt uns sehen. Drollig genug, daß man es in dem Grade verlernen kann. Aber wann sieht man auch einmal um des Sehens willen? Es geschieht immer in anderen Geschäften. Man rühmt den Sinn des

Auges als den edelsten, und den Verständigen, mag er es deswegen seyn, weil er zur Erkenntnis so behülflich ist, dem großen Haufen gewiß nur wegen seiner Brauchbarkeit in der Haushaltung. Es ist uns gar nicht darum zu thun, wie die Dinge erscheinen, sondern wie sie sind: das heißt, wie sie sich greifen und handhaben lassen. Wir begnügen uns, ein Individuum immer wieder zu erkennen, und die wirklichen Veränderungen wahrzunehmen, die mit ihm vorgehn, ohne auf die tausend verschiedenen Ansichten zu achten, unter denen es sich uns darbietet. Von der ersten Kindheit an verbinden wir mit dem Gebrauch des Auges Wahrnehmungen andrer Sinne und eine Menge Schlüsse, die uns so geläufig werden, daß wir alles unmittelbar zu sehen glauben. Im Grunde sind wir uns aber dessen was uns umgiebt, so lange es beym Gewöhnlichen stehen bleibt, mehr bewußt in so fern wir es wissen, als in so fern wir es sehen.‹

A. W. Schlegel zufolge hat der Mensch den sinnlichen Zugang zur Welt verloren, nachdem abstraktes Wissen die Erfahrung ersetzt hat. In dieser Krise des Sehens kann der Maler die entscheidende Aufgabe übernehmen, uns mit dem Sichtbaren wieder zu versöhnen.[6]

Auch Carl Gustav Carus erkennt dieses Vermögen der Bilder. In seinen Erinnerungen bindet er die optische Wahrnehmung an deren Gegenstand und Dauer und gelangt so zu einer Definition des Bildes:

›Das Bild, konnte man sagen, ist ein fixierter Blick; das gewöhnliche Sehen als ein bewegliches und stets bewegtes Umschauen in der natürlichen Welt kennt eine Konzentration der Massen und des Lichts, der möglichst festgeheftete Blick dagegen (einen absolut festgehaltenen gibt es nicht, wegen der steten inneren Erzitterung des Auges) zeigt uns allemal in der Mitte des Sehfeldes, da, wo die beiden Augenachsen sich vereinigen, die größte Deutlichkeit, das heißt also auch die vollkommenste Lichtwirkung; das Bild folglich, welches als solches die Anschauung bieten soll eines Nachgeahmten, aber durch Geistesabstraktion wirklich fixierten Sehfeldes oder Blickes, verlangt eben darum durchaus teils den ›geschlossenen Raum‹, teils auch objektiv die Konzentration der Lichtwirkung, und unwillkürlich und halb unbewußt fühlt es daher sogleich der Beschauer als einen Mangel, wenn diesen Bedingungen nicht vollständig entsprochen ist.‹[7]

Für Carus und sicherlich auch für Caspar David Friedrich erfüllt das Bild eine Grundbedingung unserer Wahrnehmung, die eine zentralperspektivische Raumkonstruktion fordert oder aber eines Lichtzentrums bedarf, welches den Blick bannt. Um den Effekt derartiger Focussierungen zu erzeugen, bediente man sich bereits im 18. Jahrhundert optischer Hilfsinstrumente: ›Dinge‹, sagt Lichtenberg, ›die man täglich vor Augen sieht von einer anderen Seite zu betrachten, oder vielmehr durch ein Vergrößerungsglas anzusehen ist offt ein Mittel, die Welt mit erfolg zu lehren … Ein solches Mikroscop würde uns unglaubliche Dinge zeigen‹[8] – es erlaubt uns, laut Paester, ›das Zerstreute gedrängt zu ergreifen.‹[9] Die Linse ermöglicht eine Begrenzung und erhöht zugleich die Lichtkonzentration.

Brokes entdeckte für die Anschauung der natürlichen Welt: damit eine weite Fläche dem Betrachter hundert verschiedene Motive biete, genüge es die Hand wie einen Trichter vor das Auge zu halten und so wird sich ›ein Theil der allgemeinen Landschaft zu einer eignen Landschaft machen‹.[10] Ludwig Richter empfiehlt seinen Schülern für die Malerei, in einen Karton ein Loch zu schneiden und diesen mehr oder weniger nah ans Auge zu führen, um dadurch den besten Ausschnitt zu ermitteln.[11] So bietet sich die Welt den deutschen Romantikern als unerschöpfliche Bilderquelle dar.

In den *Natur-Betrachtungen auf einer Reise durch die Schweiz* folgt A. L. Hülsen der fortlaufenden Verschiebung des Blicks und versucht, das Verhältnis zwischen Auge und bildhaftem Vorstellungsvermögen des Reisenden aufzudecken. Er begegnet der Natur mit vorgeprägten Gefühlen, die er jenen zu verdanken hat, die vor ihm bereits dieselben Wege genommen und auf denselben Gipfeln geträumt haben. Es ist das Licht, während es durch Nebelschleier bricht, das ihm schöne und erhabene Erscheinungen schenkt:

›Das Licht ist nur eines und bleibet mit dir. Aber die Räume der Erscheinungen sind nicht bleibend dieselben.‹[12] Über sie verfügt der ›freie‹ Blick nach eigenem Belieben und diese ›Freiheit des Blickes‹ verortet uns dort, ›wo alles Große und Schöne in ewiger Nähe dir wohnet‹. So sind wir ›nirgends ein Fremdling des schönen Landes ... Ein Augenblick nur verbindet die ewigen Räume und er ist ewig mit ihnen. Dein ist der Blick, und dein die ewige Verknüpfung.‹[13] Die vorstellende Kraft des Blicks und seine Fähigkeit, die Welt in Bilder zu übertragen sind Gegenstand einer langen Erörterung im Gespräch über *Die Gemälde*.

›WALLER: Wenn die Malerey nur nicht grade in diesem Fache gegen die Größe der Natur am meisten verlöre! Alle Landschaftsmalerey ist doch nur eine Art von Miniatur.

REINHOLD: Weswegen sollte sie? Miniatur besteht darin, wenn ein Gegenstand klein und dabey mit einer Deutlichkeit in seinen Theilen abgebildet wird, die sie nicht haben könnten, wenn die Verkleinerung von der Entfernung herrührte. Dies braucht der Landschaftsmahler sowenig zu thun, daß es vielmehr allen Zauber zerstört, wenn er es sich zu schulden kommen läßt.

WALLER: Aber wie muß er einen weiten Horizont, ein hohes Gebirge, den grenzenlosen Ozean auf seiner Leinwand zusammendrängen!

REINHOLD: Es drängt sich von selbst zusammen. Blicken Sie nur durch eine kleine Fensterscheibe oder durch die hohle Hand ins Freye hinaus, und welche Menge von großen Gegenständen wird ihr Auge umfassen.

WALLER: Dennoch giebt mir das Bild nie den Eindruck einer furchtbaren und unermeßlichen Größe wie der Gegenstand in der Natur.

REINHOLD: Weil sie uns da so umgeben oder wir uns ihnen so nähern können, daß sie von allen Seiten über den Sehwinkel hinausgehen und das Auge erst allmählig ihre ganze Ausdehnung durchläuft. Dicht unter herabdrohenden Felsenmassen haben wir freylich den Maßstab unserer eignen Kleinheit sehr bey der Hand.

LUISE : Sie haben Recht: es ist ordentlich schauerlich, daß die Welt so groß ist. Wenn ich Abends den gestirnten Himmel sehe, und mir die erstaunlichen Entfernungen denke, so wird mir zu Muthe, wie jemande, der auf einem kleinen Kahn mitten auf dem weiten Meere schwebt.

REINHOLD: Sie denken die Entfernungen auch nur, Sie sehen sie nicht. Die Malerey unternimmt ja nicht die Gegenstände abzubilden wie sie sind, sondern wie sie erscheinen. Wie groß erscheint denn die Landschaft vor uns? Ihre Antwort würde hier noch ziemlich ruhig ausfallen, nicht weil sie den Umfang wirklich sehen, sondern weil sie ihn historisch wissen. Die Entfernung der Stadt haben wir ungefähr mit den Füßen ausgemessen, und am äußersten Horizont bemerken wir die viereckigen Felsen vom Königstein und Lilienstein. Aber wie groß erscheint der Himmel? wie groß das Meer? Das Auge an sich kennt nur die scheinbare Größe der Gegenstände in ihrem Verhältnisse unter einander: ein naher Raubvogel, der ein entferntes Wölkchen verdeckt, ist ihm eben so groß. Auf die Entfernungen schließen wir nur aus den gedämpfteren Farben und den verlohrneren Umrissen; und so berechnen wir die wahre Größe, indem wir nahe, bekannte Gegenstände, einen Baum, eine menschliche Figur als Maßstab zu Hülfe nehmen. Dergleichen setzt der Landschafter in den Vorgrund hin.

WALLER: Muß sie aber doch beträchtlich verkleinern.

REINHOLD: So entfernt er sie auch zugleich; nur etwa einigen Kräutern und Blumen ganz am Rande des Bildes giebt er ihre volle Bestimmtheit. Da in diesem Zweige der Kunst die Luftperspektiv vorzüglich zu Hause ist, so hat sie das Mittel ganz in ihrer Gewalt, auf einem kleinen Baume das Große groß darzustellen. Es läßt sich sogar denken, daß sie in das Kolossalische überginge.‹[14]

A. W. Schlegel, der hier mit Reinhold spricht, betont an anderer Stelle, daß der Rückzug des Betrachters keinesfalls einen Verlust, sondern eine Veränderung der Wirkung bedeute. Das Wesen der Malerei liege nicht im Vortäuschen von Realität, sondern in ihrer Selbstbehauptung als Betrachtungsgegenstand. ›Sie soll den Schein idealisieren‹: der Maler ›macht uns das Medium alles Sichtbaren selbst zum Gegenstande‹.[15] Carus stellt das Vermögen des Maler-Auges, Einheit und Geschlossenheit in die Landschaft einzuführen, dem Zufallscharakter des Spiegelbildes gegenüber. Das Spiegelbild einer Landschaft, so sagt er, ›erscheint ewig nur als ein Stück, als ein Teil der unendlichen Natur, herausgerissen aus seinen organischen Verbindungen und in widernatürliche Schranken geengt‹, während ein Kunstwerk, das dieselbe Landschaft darstelle, ›ein Ganzes, einen Mikrokosmos‹ bilde.[16]

Gerade in der Miniaturisierung wird das Gefühl von Weite erzeugt. Eine Verkleinerung des Maßstabs mindert aber zwangsläufig auch die Eindruckskraft, wie es Luise im Dialog über *Die Gemälde* hervorhebt:

›Woher kommt es, daß dies blendende Gemälde (von Hackert) in seiner weiten Ausdehnung dennoch keinen Eindruck von Größe und erhabenem Reiz macht, und nur wie ein leichter Syrenengesang in die Wirklichkeit lockt, die es wiederzugeben versucht? Ich glaube, weil es sie nach Art einer *camera obscura* wiedergibt: das Große in einer netten Verkleinerung. Es wirkt weniger als die Natur vermag und doch nicht genug als Kunst.‹ [17]

Die Miniaturisierung kann aber auch das Bild der Welt verkehren. Jean Paul beschreibt am Anfang des *Jubelseniors*: ›Ich halte oft an volkreichen Tagen, z. B. der Märkte, der öffentlichen Aufzüge, mein Hohlglas als einen Hohlspiegel vor und lasse die Leute zu Zwergen einlaufen, wovon ein ganzer Landtag oder ein ganzes Konsistorium unter dem Deckel einer Schnepfenpastete Sessionen halten könnte.‹ Eine Figur in E.T.A. Hoffmanns *Prinzessin Brambilla* berichtet, sie habe sich eine aufgrund des Mißbrauchs einer Brille eine Augenkrankheit zugezogen. Die Krankheit läßt sie die Welt verkehrt herum sehen, so daß das Komische ernst und das Ernste komisch wird. Diese Umkehrung spiegelt ein Grundmotiv der romantischen Ironie.[18]

Caspar David Friedrich lehnt die Miniaturisierung von Grund auf ab. Im Vorwurf gegen die aus seiner Sicht moderne Auffassung des Landschaftsbildes schreibt er: ›Alles, was man sieht, und wäre es auch ringsum, in einem Bilde zusammenzuquetschen, und dies nennt man Reichtum in der Komposition.‹ [19] Und weiter: ›Was die neueren Landschaftsmaler in der Natur in einem Kreis von 100 Graden gesehen haben, pressen sie unbarmherzig in den Sehwinkel von 45 Graden zusammen. Und was also in der Natur durch große Zwischenräume getrennt lag, berührt sich hier im gedrängten Raume, überfüllt und übersättigt das Auge und macht auf den Beschauer einen widrigen, beängstigenden Eindruck.‹ [20] Hier wird Friedrichs Vorliebe für Bilder mit offenen Fenstern verständlich. Im Gegensatz zu den klassischen Landschaftsbildern, die Produkt eines aktiven Blickes sind, erfaßt man durch das Fenster einen willkürlichen Ausschnitt der sichtbaren Welt.

Indem ein Stück Natur durch ein Fenster gezeigt wird, objektiviert sich dessen Anblick in gewisser Weise. Denn die Grenze zwischen ›innerer Welt‹ und ›äußerer Welt‹ ist im Bild selbst präsent. Der reale oder fiktive Betrachter befindet sich diesseits des Fensters, und sein Blick wird aus der Landschaft, die sich nun zum Schauspiel wandelt, zurückgeworfen. Das klassische Landschaftbild schließt denselben Betrachter zwangsläufig in die Landschaft mit ein. Das meint Kleist auch mit dem bestechenden Bild der ›abgeschnittenen Wimpern‹ in jenem Text, der einem Hauptwerk Friedrichs gewidmet ist und zu den Höhepunkten der Kunstkritik des 19. Jahrhunderts zählt. Für Friedrich bedeutet aktives Sehen die Fähigkeit, sich des doppelten Auges zu bedienen: ›Schließe dein leibliches Auge, damit du mit dem geistigen Auge zuerst siehest dein Bild. Dann fördere zutage, was du im Dunkeln gesehen, daß es zurückwirke auf andere von außen nach innen.‹[21] Denn ›Der Maler soll nicht nur malen, was er vor sich sieht, sondern auch, was er in sich sieht. Sieht er aber nichts in sich, so unterlasse er auch zu malen, was er vor sich sieht.‹[22]

Mit ähnlichen Worten beschreibt Ludwig Tieck einen Landstrich in ›romantischer‹ Atmosphäre: ›Oft saß ich halb im Traum, halb wachend, mit einem Auge süße Träume sehend, mit dem andern in die schöne Gegend blickend.‹[23] E.T.A. Hoffmann findet treffende Metaphern für dieses ›innere Auge‹ in *Der Sandmann*, *Das öde Haus*, und *Prinzessin Brimbilla*, wo Wahnbildern mit Hilfe eines Fernglases entsprechende, klare Wahrnehmungsbilder zugewiesen werden. Und in diesem Sinne verortet Jean Paul das ›geistige Auge‹ außer Reichweite des Augenglases.[24] Auch Friedrichs ›Selbstbildnis mit Mütze und Visierklappe‹ von 1802 (Abb. 1) ließe sich als Metapher dieses doppelten Blicks lesen.

Meisterschaft liegt nicht im handwerklichen Geschick oder im Stil begründet, sondern in der inneren Reflexion. Carus meint, ›die Hand des Malers sei dann ausgebildet und fest, wenn sie den Willen der Seele zur Darstellung des im äußeren oder inneren Auge sich spielenden Gegenstandes leicht und sicher vollbringt.‹[25] Doch die scharfsinnigste Beschreibung dieser dialektischen Bewegung, welche das wahre Kunstwerk hervorbringt, formuliert Hülsen abermals in seinen *Beobachtungen* ...:

> ›Du stehst hier an einem heiligen Orte, und verherrlichst die Natur durch eine hohe innige Rührung. Aber kehre den Blick freier zurück auf dein Gefühl, denn du fassest nicht seine Fülle, solange der mächtige Eindruck deinen Sinn ergreift, und dich festhält in der Anschauung des Gegenstandes. Begreife deinen Zustand. Nur im Staunen des Auges ist Gleichgewicht der Kräfte. In der Betäubung erliegst du, und fühlst dich dann wieder frei, wenn die bildende Phantasie den Eindruck gewinnt, und so allmählig das große Schauspiel dir eine ruhige und lichte Anschauung wird.‹[26]

Unmerklich sind wir von der Seh-Übung in das Aktionsfeld des Blicks übergegangen: das Landschaftsbild. Und dieses stellte vor der Oper Richard Wagners vermutlich die tiefste mythologische Erfahrung des 19. Jahrhunderts dar.[27]

Aus dem Französischen von Esther Schlicht

Anmerkungen

1 R. Ayrault: *La Génèse du romantisme allemand 1797–1804*, 4 Bde., Paris 1961, Bd. 2, S. 605 ff.

2 J. W. von Goethe: ›Zur Farbenlehre‹, in: *Goethes Werke*, Hamburger Ausgabe (HA), Bd. 13, S. 317.

3 Brokes zitiert bei August Langen: *Anschauungsformen in der deutschen Dichtung des 18. Jahrhunderts. Rahmenschau und Rationalismus*, Darmstadt 1965 (Jena 1934), S. 28.

4 Johann Paester: *Theatrik. Ideen zur Uebung des Blickes in bildender Kunst*, Mannheim 1807, S. 8–9.

5 Ebd., S. 154–155.

6 *Athenaeum. Eine Zeitschrift*, hg. von A. W. Schlegel und F. Schlegel, 1798–1800, (Stuttgart, 1960), II, 1, 1799, S. 62/63.

7 C. G. Carus: *Lebenserinnerungen*, 1865, in: *Caspar David Friedrich. Auge und Landschaft*, G. Eimer (Hrsg.), FfM, 1974, S. 85.

8 Lichtenberg, zitiert bei Langen (wie Anm. 3), S. 31.

9 Paester (wie Anm. 4), S. 252

10 Brokes, zitiert bei Langen (wie Anm. 3), S. 31.

11 Vgl. L. Richter: *Lebenserinnerungen eines deutschen Malers*, Leipzig 1909, S. 364.

12 *Athenaeum* (wie Anm. 6), III, 1800, S. 37.

13 Ebd., S. 37–41; A. W. Schlegel: ›Die Kunstlehre‹, in: *Kritische Schriften und Briefe*, Bd. II, Stuttgart 1963, S. S. 177; s. Carus in: C. G. Carus – C. D. Friedrich: *De la peinture de paysage dans l'Allemagne romantique*, Paris 1983.

14 *Athenaeum* (wie Anm. 6), II, 1799, S. 54–56.

15 Ebd., S. 64.

16 C. G. Carus: *Neun Briefe über die Landschaftsmalerei*, Dresden, o.J., S. 47.

17 *Athenaeum* (wie Anm. 6), II, 1799, S. 68.

18 *Romantiques allemands*, I, Bibliothèque de la Pléiade, Paris 1966, S. 220 und 1082; s. M. Milner: *La Fantasmagorie. Essai sur l'optique fantastique*, Paris 1982.

19 *Caspar David Friedrich in Briefen und Bekenntnissen*, S. Hinz (Hrsg.), München 1968, S.133.

20 Ebd., S. 107.

21 Ebd., S. 92.

22 Ebd., S. 128.

23 L. Tieck, in: W. H. Wackenroder: *Werke und Briefe*, Heidelberg, 1967, S. 321.

24 Jean Paul: *Leben Fibels*, in: *Werke*, Bd. 6.

25 C. G. Carus (wie Anm. 16), S. 162.

26 *Athenaeum* (wie Anm. 6), III, 1800, S. 44.

27 Nach der Formel O. v. Simsons: ›Philipp Otto Runge and the Mythology of Landscape‹, in: *The Art Bulletin*, 1942, S. 335–50.

Rolf Sachsse

Von der Mediokrität der Medien oder: Wieviel Megabyte machen ein Kunstwerk?

Von der Materialität der Kommunikation handelte vor rund acht Jahren ein Symposion, und die zugehörige Publikation beeilte sich, im Vorwort darauf hinzuweisen, daß ein solches Material in sich selbst sinnlos sei.[1] Es könne sonst keine Konsistenz entwickeln, denn eine mit Sinn belegte Materie müsse Eigenleben entwickeln, die der Kommunikation im Wege stehe, ja sie verhindere. Die Autoren der unterschiedlichen Beiträge entstammten den verschiedensten Geistes- und naturwissenschaftlichen Fächern – unseres, die Kunstwissenschaft, war nicht vertreten.

Den Gründen dafür möchte ich nicht nachspüren, sondern eine Frage aufwerfen, die mich im Anschluß an die Lektüre des Tagungsbandes beschäftigte: Wieweit sind Medien als Material zu begreifen, und wenn sie es sind, was heißt das für den Begriff des Kunstwerks? Wo wären ikonologische Eigenschaften von Medien festzumachen, wie sie Thomas Raff als Materialsemantik fixiert hat?[2] Welchen Ort hätte in einem handlungstheoretischen Konzept von Kommunikation die Autonomie des Kunstwerks, jenseits eines idealistisch begriffenen disegno interno?[3]

Nicht verschwiegen sei, daß es soziale Gründe sind, die solche Fragen stellen lassen. Wer wie ich ein Leben in Theorie und Praxis technischer Medien von Photographie über Film und Video bis zu computergenerierten Bildformen hinter sich gebracht hat, der konnte mehr als einmal die Differenz vom Medium der Kommunikation zur Gattung der Kunst schmerzlich erfahren. Staunenswert an dieser Differenz ist vor allem ihre historische Dynamik, am eigenen Leib erlebt: Die Fossilisierung meiner photographischen Praxis ging einher mit der kunstwissenschaftlichen Aufwertung ihrer Ergebnisse – und dies jenseits aller bekannten, letztlich als archäologisch zu beschreibenden Musealisierungsprozesse.[4]

Aus dem Blickwinkel der Kommunikationsforschung sind Medien eine einfache Sache: sie transportieren Informationen zwischen Sende- und Empfangsstationen, mit allen Konsequenzen des Verlustes an Verständlichkeit, Genauigkeit und ästhetischer Qualität.[5] Medien müssen in der Mitte bleiben, müssen konventionell sein, haben gesellschaftlich definierte Aufträge, beruhen auf gemeinsamen Zeichenvorräten – alles beschreibbar und vielfach analysiert.[6] Es ist genau dieser Auftrag, den ich mit der Mediokrität der Medien benenne – und den ich, zumindest vorläufig, nicht gleich der Einzigartigkeit, Autonomie, Transzendenz, fragmentarischen Existenz oder Offenheit des Kunstwerks gegenüberstellen möchte. Auch über die daraus resultierende contradictio in adjecto namens Medienkunst will ich mich zunächst nicht auslassen.

Für die Tiefe der Frage nach der Mediokrität der Medien gibt es unter anderem ein film- oder technikhistorisches Beispiel. Als die erste Staffel der *StarTrek*-Filme (hierzulande unter dem Titel *Raumschiff Enterprise* berühmt) hergestellt wurde, war den Produzenten einerseits an einem Raumschiff gelegen, das mit mehrfacher Lichtgeschwindigkeit durch das All raste; andererseits hatte man kein Geld, dieses Monstrum real auf der Erde oder sonstwo landen und sich fortbewegen zu lassen, und dieses womöglich einmal pro Woche und Film. Also nahmen die Produzenten und Autoren den Begriff des ›Transporters‹ wörtlich –

das Resultat kennen Sie wahrscheinlich unter der sprichwörtlich gewordenen Phrase ›Beam Me Up, Scotty‹ (in den deutschen Serien zunächst mit ›Beam mich hoch, Spock‹ übersetzt, in den neuesten Folgen im englischen Original). Mit diesem Befehl – der selbst wieder eine Wirkungsgeschichte eigener Art auffaltete – wurden die Protagonisten der Serie aus dem Raumschiff auf die Erde und wieder zurück befördert, mit Lichtgeschwindigkeit und ohne materielle Veränderung. Die entmaterialisierte Fähre löst alle Probleme einer ubiquitären und dennoch körperlichen Anwesenheit. Kunsthistorikern ist dies nicht unbekannt: Es ist das ikonographische Thema der Transfiguration.

Wie Lawrence Krauss anmerkte, haben bislang weder Filmtheoretiker noch Kunsthistoriker genauer über die physikalischen Implikationen dieses Vorgangs nachgedacht.[7] Tatsächlich geht es, wie er detailliert beschreibt, um eine ganz grundsätzliche Frage aller materiellen Existenz: Inwieweit läßt sich Materie in Informationen umformen, und wie exakt läßt sich aus diesen Informationen Materie rekonstruieren? Um nichts anderes geht es beim ›Beamen‹, dem Postversand per Lichtstrahl: Die Filmhelden, materiell als Atomverbände existent, werden in Bits zerlegt, als immateriell mit Lichtgeschwindgkeit austauschbare Informationen, und vor Ort wieder in Atome zurückverwandelt. Da Filmhelden wie der Christenheiland metaphorisch menschliche Existenz repräsentieren, bleibt nicht weniger als die Frage übrig: Ist es wenigstens denkbar, einen Menschen mitsamt seiner Seele, Emotionen und Wahrnehmungsfähigkeiten so in Informationen umzuwandeln, daß eine vollständige Reproduktion entstehen kann?

Während Krauss diese Frage auf ihre physikalischen Probleme rückführt – etwa den immensen Energieaufwand für die Fusion der 10 hoch 28 Atome, die ungefähr einen menschlichen Körper ausmachen –, läßt sie sich im Kontext unserer Überlegungen zum Verbleib des Kunstwerks unter den heutigen Bilderfluten und mit den Möglichkeiten medialer Selbsterzeugung aus einer ganz anderen Sicht stellen, auch jenseits aller ikonographischen Kompetenz. Als erstes ruiniert sie Walter Benjamins Kategorie des Auratischen als Garant der Wirkung unter objektiv gegebenen Voraussetzungen. Eine dem Werk inhärente Aura ist bei einer verlustfreien Transformation von atomarer zu informationeller, also von materieller zu medialer Existenz und zurück nicht denkbar. Wird jedoch die Dichotomie von Materie und Medien aufgehoben, etwa im Zusammenfall von Übertragung und Botschaft, so kann keine Erkenntnis folgen, ist alles reine Tautologie.

Das mag nun keine neue Erkenntnis sein; radikale Konstruktivisten haben die Aura von jeher in jeder Form und Gattung abgelehnt, und die Beschreibung ihrer Genese aus Benjamins Münchner Zeiten im Umkreis der Biertischphilosophen und Rudolf Steiner hat das ihre dazu getan.[8] Unbestritten mag jedoch der Schock bleiben, den Benjamin als ästhetische Kategorie im Werk von Charles Baudelaire entdeckte und den Roland Barthes für die Photographie als punctum so unnachahmlich revitalisierte.[9] Der Schock ist im Gegensatz zur Aura ein radikal subjektives Konstrukt, eine Wahrnehmungs-Attacke von nicht mehr kommunizierbarer Qualität – und damit nur noch dem Tod verwandt.

Für den Schock wie für die Liebe gibt es inzwischen mehrere informationstheoretische Modelle auf der Basis autopoeitischer Vorgänge; unter ihnen hat der Ansatz von Niklas Luhmann wohl die größte Verbreitung gefunden.[10] Auch hier gibt es einen Austausch von materiellen Bedingungen wie Körpern und immateriellen Übertragungen wie Gefühlen; auch hier ist die Schnittstelle mehr als dubios beschrieben. Alle Dekonstruktionen dieser Art dienen jedoch wenigstens der Klärung sprachlicher Mittel im Umgang mit emotionalen Wallungen: Sie bieten Übergänge zwischen qualitativen und quantitativen Wertungen an. Um es ungebührlich kurz zusammenzufassen, kann für den Schock wie die Liebe im menschlichen Hirn ein chaotisch verlaufender Prozeß kleinster Anregungen und größerer Speicherinhalte in kürzester Zeit angenommen werden. Auch wenn chaotisch in diesem Zusammenhang nicht unberechenbar bedeutet, bleibt ein offensichtlicher Nachteil dieses Modells bestehen: Es ist weder vorhersagbar noch umkehrbar. Damit wird es als Modell selbst zur bedeutungslosen Generalmetapher.[11]

Dennoch: Vieles ist berechenbar geworden in der Kunst, vielleicht auch in der Liebe. Und mindestens Anerkennung haben errechnete Kunstwerke immer gewonnen – selbst wenn sie nur als Teil eines größeren Ganzen von wiederum unbeschreiblicher Qualität genommen wurden.[12] Zwischen konstruktivistischer Kunst und einer informationstheoretischen Ästhetik samt deren Anwendung in kunstwissenschaftlicher Kritik hat es für die letzten siebzig Jahre eine deutlich erkennbare Interdependenz gegeben. Wie immer die industriellen Revolutionen des 19. Jahrhunderts als Vorgabe einer technisch orientierten Avantgarde der zwanziger Jahre zu bestimmen sind,[13] so kann doch nicht geleugnet werden, daß in dieser Zeit Kunstwerke entstanden, denen sich heute eine Wissenschaft mit ihrem ureigenen Besteck zu nähern vermag.[14] Die Medien jener Jahre jedoch hatten sich zunächst – auch für ihre Theoriebildung – aufs Hören zu verlegen.[15]

In den fünfziger Jahren formierte sich, gleichermaßen als Reaktion auf die Indienstnahme vieler Wissenschaften für Projekte des Kalten Krieges wie auf unendliche Debatten um die abstrakte Kunst, ein naturwissenschaftlich fundierter Diskurs über die Berechenbarkeit ästhetischer Wirkungen. Max Bense kommt das Verdienst zu, in einer Übertragung nord- wie südamerikanischer Debatten auf die europäische Kulturkritik deutsches Denken in diese Richtung angestoßen zu haben.[16] Berechenbar sind, und das ist seit Chomskys Tiefengrammatik fast banal zu nennen, alle konventionellen Elemente des visuellen Diskurses in Design, Medien und Kunst.[17] Ihre Syntax erscheint ebenso glasklar durchschaubar wie die Simplizität der Grundformen; von Bedeutung befreit werden Flächen und Volumina zur reinen Verfügungsmasse von Gestaltungsmöglichkeiten. Auch dies ist der Kunstwissenschaft kein neues Programm: Als Kubismus legte es eine Tiefenschicht möglicher Autonomien im Verhältnis von Blick und Realität frei, die sich im Informel noch um eine weitere Stufe vom einfach Sichtbaren entfernte. Eine gesellschaftliche Pragmatik freilich wird bei diesem Betrachtungsmodell von vornherein ausgeklammert, und die Wirkungen von Medien lassen sich schon gar nicht beschreiben damit.

Ziemlich unbemerkt ist um 1947 in den hochgeheimen Rüstungslabors von Los Alamos eine epistemologische Entscheidung von fast fünfzigjähriger Wirksamkeit gefallen, die auf das Verhältnis zwischen technischen Medien und Menschen, und damit auch für die Bestimmung eines Begriffs von Kunst, nachhaltigen Einfluß hatte.[18] Es ist die Entscheidung für in sich geschlossene Rechensysteme, wie sie John von Neumann vorgeschlagen hatte, und gegen mathematische Modelle größerer Offenheit, wie sie Norbert Wiener propagierte.[19] Zwar ging es zunächst allein um die Steuerung und Navigation unbemannter Flugkörper, doch war die Grundlegung der Automatenprogrammierung – metaphorisch so schön ›Rechnerarchitektur‹ geheißen – schnell zur Basis aller Weltbetrachtung und jeder Welterkenntnis geworden, bis hin zu den kybernetischen Modellen von Kunst, die in den sechziger Jahre hierzulande hoch im Kurs standen.[20] Auch das kennen wir aus der Kunstgeschichte: Ohne die völlig neuen ballistischen Anforderungen, die das Schwarzpulver an Militärstrategen wie Festungsbau-Architekten stellte, wäre die Einführung der Zentralperspektive in unser Erkenntnissystem mindestens einige Jahrzehnte später erfolgt.[21]

Ebenso unbemerkt hat sich die Verwandlung diskret verteilter Massenmedien in eine ubiquitäre Omnipräsenz vollzogen: Nur im Hören war Allgegenwart bald nach dem Zweiten Weltkrieg gegeben,[22] im Zusammenklang der zwei wesentlichen Orientierungssinne des Menschen sind Massenmedien erst seit Ende der sechziger Jahre allerorts vorhanden. Das hatte als erstes – wie immer bei solchen Prozessen von großer gesellschaftlicher Relevanz – einige Umwertungen ästhetischer Gegenstandsgruppen zur Folge, die für eine mediale Konventionalisierung vonnöten scheinen. Die Photographie ist in Kontinentaleuropa ziemlich exakt seit dem 27. August 1967 – dem Tag der flächendeckenden Einführung des Farbfernsehens mit einer ›Eurovisions-Gala‹ – kein primäres Informationsmedium mehr, sondern – und das muß heute mit Dankbarkeit vermerkt werden – eine Gattung kunstwissenschaftlicher Betrachtung vom Rang der angewandten und gelegentlich freien Künste.[23] Hier ist die Frage nach dem Kunstwerk unter den Bildern schon längst keine mehr, denn sie stellt sich nur noch angesichts typologischer Begriffe oder archäologischer Funde; hier kommen qualitative Kriterien ins Spiel, die immanent am überlieferten Material zu entwickeln sind – und sei es unter Verlust bisher geübter Praxis in der Kunstwissenschaft. Für die Skulptur hat das Auftauchen eines Œuvres wie dem von Joseph Beuys genügt, um mit einem sanften Schock zur Erweiterung überkommener Begrifflichkeiten beizutragen.[24]

Wird die flächendeckende Präsenz audiovisueller Massenmedien mit den technischen Vorgaben der Closed-Circuit-Systeme John von Neumans verknüpft, so ergibt sich schnell das Bild unendlicher Reproduktionsstrategien, deren dauerhafte Selbstzeugung – im Sinne der Autopoeisis auf der Basis kleinster Anstöße mit einem hohen Potential an Ausbreitungswegen – zur nicht mehr diskreditierbaren Integration kleinerer Zeichen und ihrer einfachen Verknüpfungen führt. Die Rechenmodelle hierfür sind einfach, wie die wenigen Beispiele aus dem Conway-Rechenmodell einer Simulation von zellulärem Wachstum belegen mögen: Ein kleiner Code von weniger als dreißig Zeilen in der simpelsten aller Programmiersprachen reicht aus, um die Entwicklung von Zellen aus zufällig gesetzten Punkten zu demonstrieren. Genügend Rechenzeit vorausgesetzt – rekursive Formeln sind bei aller Einfachheit unendliche Ressourcenfresser –, kann man schlußendlich die Übernahme aller Zellen durch wenige beobachten. Nach wie vor ist dieses, mathematisch wirklich primitive Modell allgemeine Basis medizinischer Überlegungen zur Ausbreitung von Krebszellen.

Auch die technische Vielfalt der elektronischen Medien ist durch die Hermetik ihrer Genese eng begrenzt. Mit einem einfachen Programm lassen sich in zufälliger oder linear gesteuerter Form sämtliche Farben der Bildschirmdarstellung als kleine Rechtecke abrufen. Nun hören sich die derzeit als Standard gehandelten 16,7 Millionen (oder 256) Farben ungeheuerlich an, doch wird bei einem einfachen Durchmustern der Ergebnisse dieser wiederum rekursiven Formel schnell deutlich, daß es sich um nichts anderes handelt, als um die jeweilige Mischung aus zwei von drei möglichen Grundfarben des additiven Systems Rot-Grün-Blau und einer fein abgestuften Steuerung der Lichtintensität des aktivierten Kathodenstrahls. Weder kann die Hardware elektronischer Medien tatsächlich Erd- oder andere Festkörper-Reflexionsfarben darstellen, noch produziert sie eigene Farbvalenzen, die über gegebene natürliche Reize hinausgehen.[25]

Die beiden technischen Beispiele sollen mich zur Kunstgeschichte zurückbringen. Aus produktionsästhetischer Sicht stellt die Generierung bildhafter Erscheinungen am Computer ein Bündel von Erfüllungen künstlerischer Wunschträume dar, nach verläßlicher Konstruktion von Formen und Farben, nach automatisierter Herstellung symbolhaft wirkender Agglomerationen kleinster und bedeutungsloser Icons, nach Perfektion in Handling und Finish. Die virtuelle Existenz computergenerierter Bilder als enigmatischer und flüchtiger Bildschirmeindruck ist kein Hindernis einer Betrachtung unter kunstwissenschaftlichen Gesichtspunkten, zumal die diversen Ausgabeformen Objekte mit Werkcharakter entstehen lassen – können. Doch es bleibt ein Rest, oft genug als Trauer[26] wie als Ekel[27] beschrieben. Das hängt jedoch mehr mit den Präliminarien der bildlichen Ausgangspunkte zusammen als mit den Maschinen, aus denen diese Bilder kommen.

Die Kunstgeschichten verschiedener Kulturen und Epochen kennen ein Kontinuum der Zu- und Abnahme narrativer Elemente in der Produktion von Ideen und Werken aller Gattungen. Fast immer ist der Zuwachs von Narration und Inhalt mit der Etablierung von neuen Gattungen als eben erst entstehenden Formen gesellschaftlicher Repräsentation verbunden, weswegen Hans Belting zu Recht von der Erfindung des Gemäldes in den Niederlanden sprach.[28] Allerdings ist die Durchsetzung solcher Innovationen zumeist so direkt mit den politischen und sozialen Ansprüchen der sie tragenden Gesellschaftsschicht verbunden, daß im Umkehrschluß alle reduktionistischen Tendenzen in der Kunst mit dem hohen moralischen Anspruch einer rationalistisch fundierten Aufklärung einhergekommen sind. Der Hofkünstler begnügte sich mit der subversiv geheimen Botschaft hinter dem vorgeführten Bild und war sich dessen bewußt, daß er mit seiner Wahrheit nur wenige, aber ihm bedeutsame Menschen erreichte, während der Bilderstürmer den narrativen Vorwurf zertrümmern mußte, um mit dem darunterliegenden Material den Anspruch auf überpersönliche Wahrheit zu realisieren. Wie weit beide Ansprüche – in der Kunst im Gegensatz zu den Medien auch retrospektiv als existentieller Bedarf zu apostrophieren – tatsächlich ihre Rezipienten, damals wie heute, erreicht haben, ist Gegenstand der Geschichtsforschung, die für mediale Gegenstände noch auf eine wesentlich breitere Quellenbasis zu stellen wäre.

Bis vor rund zwanzig Jahren war die Geschichte der modernen Kunst relativ einfach über ein Modell reduktionistischer Tendenzen in Formgebung, Farbe, Darstellung, Ornament und Tektonik beschreibbar gewesen. Die Revision dieser Moderne, das Aufbrechen jener allzu einfachen Erklärungsmodelle war ein wichtiger Ansatz der Differenzierung. Die Kunstwissenschaft mußte erst einmal eine ganze Menge Methodenimport zulassen, bevor sie sich begrifflich auf kategoriale Erweiterungen von Gattungs- oder Formbegriffe einlassen konnte, wie sie beispielsweise die erwähnte Soziale Plastik von Joseph Beuys mit sich brachten. Solcherart moderne und moralisch nutzbare Nischen markieren jedoch nicht die Gesamtheit der medialen Entwicklung, machen in der Geschichte allein Fußnoten aus – immerhin wichtige, weil hier die Autorinnen und Autoren über die Reichweite ihrer Entäußerung mitbestimmen. Eines Tages dürfte dies retrospektiv den künstlerischen Angeboten im Internet bescheinigt werden – nicht jedoch den Werken.

Nun läßt sich die Idee der Reduktion in der Moderne für die Zeit nach 1945 mit der beschriebenen Entscheidung für die Closed-Circuit-Systeme der Programmierung epistemologisch durchaus parallel setzen, und man kann feststellen, daß beide Ideen an einem Ende angekommen sind, wo ihre Wirksamkeit zusammenbricht. Aber so wie die Revision der Moderne – und meinetwegen die Propagierung neuerer Modernen oder deren apokalyptisch-lustvolle Verneinung – doch der Erkenntnisse aus eben jener Bewegung bedurfte und bedarf, so hat die geschlossene Welt der rekursiven Mathematik einen Umgang mit großen Quantitäten angeregt, der selbst wiederum die Qualität prinzipieller Überlegungen beeinflußt hat.

Ilya Prigogine kritisierte mit Nachdruck, daß eine Grundanforderung der Mathematik in der Schaffung (relativ) stabiler Zustände liege, weshalb die Symmetrie – axiomatisch im Formelaufbau $y = f(x)$ gegeben – bis jenseits aller Vorstellungskräfte und physikalischen Wahrscheinlichkeiten aufrecht erhalten worden wäre; er fand Modelle im molekularen Bereich, bei denen aufgrund riesiger Einzelmengen Stabilität unabhängig von der Symmetrie nachzuweisen war.[29] Man muß seinen weitreichenden Ideen der philosophischen Implikationen dieser Erkenntnis nicht folgen und schon gar nicht in eine New-Age-

Euphorie der Chaos-Mathematik ausbrechen, um festzustellen, daß Annahmen seiner Art einen neuen Blick auf formale Zusammenhänge werfen, wie sie auch für ästhetische Gegenstände gegeben sind. Zum einen bietet er Aussichten auf den Übergang von Information zu Materie und zurück – beide Wege der Transformation sind nur unter Voraussetzung großer Zahlen und komplexer Modelle zu haben, also niemals einfach. Zum anderen befreit er die Epistemologie von jener Tendenz zur Tautologie, die Theodor W. Adorno bereits für das – als eigener Wahrheit – Autonomie beanspruchende Kunstwerk fixierte.[30]

Inzwischen ist Norbert Wiener längst mit seiner Theorie offener Systeme rehabilitiert, und lange ist es her, daß Umberto Eco etwas schwammig semiologisch das ›offene Kunstwerk‹ proklamierte, bevor er es in seinen Kolportageromanen selber widerlegte.[31] Die Praxis synthetischer Rockmusik-Produktion und das theoretische Wirken Friedrich Kittlers haben uns mindestens andeutungsweise die Shannon-Weaverschen Theoreme der Informationsverarbeitung und ihrer rechnerischen Ausführung durch die Fast-Fourier-Analysis samt ihrer Bedeutung für die Literatur-, Musik- und Kunstwissenschaften nahegebracht.[32] Bill Viola hat die Analogie des laufenden Video-Bildes zur Selbstwahrnehmung menschlicher Existenz beschrieben,[33] und Peter Weibel sichtete mit enzyklopädischem Eifer die Möglichkeiten technizider Verdoppelungen so oder so vorhandener Realitäten.[34] Peter Greenaway realisiert in großen Ausstellungsprojekten eine konzeptuelle Filmgeschichte von der Seite ihres Gebrauchs her, und Hans Belting befragte die Kunstgeschichte einmal mehr unter der Maßgabe eines Endes des modernen Ikonoklasmus.[35] Es hat also bislang nicht an Ideen gemangelt, den Phänomenen ästhetischer Anmutungen mit den Mitteln einer komplexen Mathematik, ihrer rechnergestützten Ausführung und den von ihr evozierten philosophischen Urteilen auf die Spur zu kommen. Doch irgend etwas scheint sich an ihrer Umsetzung in den Begriff des Kunstwerks zu sperren.

Offensichtlich haben wir uns – und daran ist das Fach Kunstgeschichte selbst nicht ganz unschuldig – an eine Anschauung der Werke bildender Kunst gewöhnt, die direkt auf den sinnlichen Wahrnehmungsapparat des optischen Komplexes bezogen ist und alle anderen Organe substituiert. Diese Substitution ist nur über psychische Transformation und technische Reproduktion zu leisten; das historische Resultat sind unendliche Fluten von Bildern, aus denen einzelne Werke zu fischen wären. Für die Musik gilt ähnliches, jeweils mit rund zwei Jahrzehnten Vorlauf vor der Bildnerei. Die Begrenztheit der direkt sinnlichen Anschauung durch das Auge wiederum korreliert negativ mit der Zeitlichkeit ihrer Wirkung – ›verweile nur, Augenblick‹ – und muß wohl mit der Vorstellung einer unendlich dauerhaften Existenz des Angeschauten sublimiert werden. Tertium comparationis einer solchen Sublimierung ist die Stabilität der dreidimensionalen Wahrnehmung auf der Basis mechanischer Vorstellungen von Gravitation und Bewegung. Es macht die Qualität der frühen technischen Medien Photographie und Film aus, daß sie an diesen Vorstellungen, die in der Physik ihrer Zeit bereits obsolet wurden, in keiner Weise rütteln. Ihre Integration in die Gattungsgeschichte der Kunst – ich erwähnte es schon – bereitet damit so gut wie keine Probleme.

Doch bietet sich auch rückwirkend noch ein zusätzlicher Werkbegriff an, der tatsächlich die Möglichkeit eröffnet, von der Symmetrie des Zeitbegriffs als dichotomischer Basis der Kunstbetrachtung wegzukommen. Wenn das sinnliche Konstrukt der Zentralperspektive als Garant eines mechanistischen Weltbildes durch die Gewißheit einer Stabilität – die ja für eine Selbstwahrnehmung hier und jetzt unverzichtbar ist – auf der Basis großer Entitäten kleiner Elemente ersetzt werden kann, dann verschöbe sich der Zeitbegriff einer Wahrnehmung vom Augenblick zum ›punctum‹, vom Primat des Sehens zum Primat der Zeit. Denn das ›punctum‹ von Roland Barthes besagt ja nichts anderes, als daß eine komplexe chemische Reaktion von Enzymen und Hormonen die Steuerung der sinnlichen Anmutung zu einer körpereigenen Aktion anregt. Nimmt man das Modell des Biochemikers Prigogine wörtlich, so müßten sich sehr große Mengen von Information für relativ kurze Zeit so verdichten lassen, daß sie materielle Realisationen von einiger Tragweite auslösen – unabhängig von der Positionierung oder Fixierung in Zeit und Raum.

Mindestens konzeptuell ist dieser Anspruch von vielen Künstlern der letzten fünfzig Jahren sehr ernst genommen worden, und das hat zu einer Umwertung des Begriffs Kunstwerk geführt, deren Breitenwirkung wohl noch unterschätzt wird. Die materielle Existenz eines Kunstwerks als fester Körper in definiertem Raum ist zweitrangig gegenüber der Emanation von Reizen zur Reaktion. Ein Kunstwerk ist dann ein Wahrnehmungsangebot, das Künstler – die sich per Selbstdefinition so in der Gesellschaft plazieren – anderen Menschen machen. Dies hat für die eingangs gestellte Frage nach dem Ort des Kunstwerks in den Medien und nach deren Materialität zwei bedenkenswerte Konsequenzen, die eine dritte Folge bezüglich der Autonomie stimulieren.

Das Wahrnehmungsangebot Kunstwerk bedarf des Kontextes und der Medien, um kommunikativ die fundamentale Schwelle der Bewußtwerdung zu überwinden. Beide, Kontext und Medien – sie wirken ohnehin oft zusammen -, beeinflussen jedoch die Wahrnehmung erheblich und kanalisieren die Elemente der Erkenntnis – Zeichen, Symbole, Begriffe, Vorurteile etc. – in Komplexitätsreduktionen, die der Verdichtung zu eigener, materieller Reaktion notwendigerweise entgegenstehen. Die Beeinflussung durch Kontext und Medien ist selbst an deren Materialität gebunden und kann höchst unterschiedlich ausfallen. Der Kontext ist, auch im metaphorischen Sinn, durch raumzeitliche Beziehungen gegeben, während die Medien Kategorien reproduktiver Prozesse darstellen, mittels derer zumeist erst ein Interesse an Wahrnehmung und Erkenntnis hergestellt werden mufl.[36] Kontexte stellen Leerformen bereit, in denen mögliche

Verdichtungen von Informationen stattfinden können oder sollen; sie sind zumindest teilweise intendierbar und haben gerade in den letzten Jahrzehnten für die bildende Kunst eine begrifflich entscheidende Rolle gespielt – nicht immer zu deren Bestem.

Medien sind flüchtig, wirken also einer Fixierung entgegen, verhindern sie oft gar. Dafür sind Medien ubiquitär, räumlich wie zeitlich. Ihr Datenfluß ist groß und wächst exponentiell an – seit circa vierzig Jahren verdoppelt sich die Rechenleistung des Maschinenstandards alle zwei Jahre, d.h. seit Alan Turings Tod ist seine Universalmaschine um den Faktor 2 hoch 20 = 4 096mal schneller geworden, und er konnte sie schon als Ersatz menschlicher Funktionen in vielerlei Bereichen beschreiben.[37] Die Bandbreite der Medien ist ins Uferlose gewachsen, sie fließen bereits als träger Strom durch unser Leben. Doch ihre interne Komplexität läßt noch immer zu wünschen übrig, weshalb es rein rechnerisch doch noch schwer ist, in ihnen solche Entitäten aufzubauen, die zu einer Materialisierung von Information taugen.

Hier endlich muß der Begriff Medien differenziert werden. Bislang habe ich, um mein Argument nicht unnötig kompliziert werden zu lassen, nicht zwischen interpersonalen und Massenmedien unterschieden, da sie technisch zumeist zusammenfallen. An dieser Unterscheidung ist jetzt auch nur ein Element wichtig, dieses allerdings für die Konstitution des Begriffs Kunstwerk von definitorischem Rang. Massenmedien sind Wahrnehmungsangebote, die intentional einer großen Menge anonymer Empfänger vorgelegt werden; interpersonale Medien dienen der Verständigung zwischen handelnden Menschen.[38] Massenkommunikation und die Erfahrung oder Erkenntnis eines Kunstwerks schließen einander von vornherein aus, da massen kommunikative Wirkungen prinzipiell nur verstärkend, nie aber selbst anregend sein können. Kunstwerke können Katalysatoren interpersonaler Kommunikation sein, indem ihre Erkenntnis als Erlebnis vermittelt und geteilt werden kann; umgekehrt sind mediale Produkte durchaus in der Lage, durch

Alterung und Verschiebung ihres kommunikativen Kontextes als Kunstwerke rezipiert zu werden. Sie verlieren dann aber eine wesentliche Komponente ihrer medialen Existenz: die Mittlerfunktion in eben jener Konventionalität, die die sinnliche Anschauung substituiert – also das, was ich im Titel meines Vortrags mit Mediokrität bezeichnet habe.

Womit wir bei den Megabyte wären, die ein Kunstwerk machen können sollen. Der holperigen Alliteration zum Machen seien die Megabyte geschuldet: Für die zur materiellen Transfiguration notwendigen Verdichtungen sind, wie bereits angedeutet, Giga- und Terabytes nötig, und dies allein für den nanomolekularen Bereich. Es geht um Quantitäten in Größenordnungen kosmischen Ausmaßes – und da ist meine Forderung an ein Kunstwerk wieder am Ausgangspunkt aller Kunst- und Kulturgeschichte gelandet: bei der kultischen Ersatzhandlung für die Unbegreiflichkeit menschlicher Existenz auf diesem Planeten in diesem Universum, bei den Ursprüngen von Bild und Schrift.

Um das Pathos dieses Fazits zu brechen, ein Nachsatz: Von praktischem Nutzen in der Kommunikation zwischen Künstlern, Kunst, Mediatoren (was ja unser Beruf ist) und all denen, an die diese sich richten, ist es, den Begriff des Kunstwerks wieder auf seinen Ursprung zurückzuführen. Das indogermanische uerg hatte die Bedeutung von ›tun, Arbeit‹ – nicht die des dabei entstandenen Objekts. Kunst ist ein Prozeß, lebt von der interpersonalen Kommunikation zu einer Zeit an einem Ort, von plötzlichen Enzym- und Hormon-Ausschüttungen, von Aktionen und Reaktionen. Und selbst wenn die größten unserer Kolleginnen und Kollegen ihre Ergriffenheit vor einem Kunst- oder Meisterwerk so trefflich schilderten, nahm die personelle Befindlichkeit zu Recht einen größeren Raum ein als die sachliche Beschreibung. Für das Auffinden des Kunstwerks unter den Bildern unserer Welt bedeutet das nicht mehr und nicht weniger als die menschliche Hoffnung auf plötzliche Begegnung und dauerhafte Bindung – Liebe eben.

Anmerkungen

1 *Materialität der Kommunikation*, H.U. Gumprecht, K.L. Pfeiffer (Hrsg.), Frankfurt 1988.

2 Thomas Raff: *Die Sprache der Materialien. Anleitung zu einer Ikonologie der Werkstoffe*, München 1994.

3 Wolfgang Kemp: ›Disegno. Beiträge zur Geschichte des Begriffs zwischen 1547 und 1607‹, in: *Marburger Jahrbuch für Kunstwissenschaft* 19, 1974, S. 219–248.

4 Horst Bredekamp: *Antikensehnsucht und Maschinenglauben. Die Geschichte der Kunstkammer und die Zukunft der Kunstgeschichte,* Kleine Kulturwissenschaftliche Bibliothek, Band 41, Berlin 1993.

5 Frank Böckelmann: *Theorie der Massenkommunikation*, Frankfurt 1975; Werner Faulstich, *Medientheorien. Einführung und Überblick*, Göttingen 1991.

6 Siegfried Maser: *Grundlagen der allgemeinen Kommunikationstheorie*, Stuttgart/Berlin 1971.

7 Lawrence M. Krauss: *The Physics of Star Trek*, New York 1995.

8 Werner Fuld: ›Die Aura‹, in: *Akzente* 26,1979, 3, S. 352–370.

9 Roland Barthes: *Die helle Kammer. Bemerkungen zur Fotografie*, Frankfurt 1985; Vgl. Jacques Derrida: *Die Tode von Roland Barthes*, Berlin 1987.

10 Niklas Luhmann: ›Die Autopoeisis des Bewußtseins‹, in: *Soziale Welt* 36, 1985, S. 402–446.

11 Thomas Luckmann: ›Soziologie der Sprache‹, in: René König (Hrsg.), *Handbuch der empirischen Sozialforschung* Bd. 13, Stuttgart 1979, S. 1–116.

12 Ausst.-Kat. ›De grote Utopie. Russische Avantgarde 1915–1932‹, Amsterdam 1992.

13 *Avantgarde und Industrie*, Stanislaus von Moos, Chris Smeenk (Hrsg.), Delft 1983.

14 Zusammenfassend vgl. Hans Heinz Holz: *Le Strutture della Visualità. Corpo Superficie Movimento Luce*, Milano 1984.

15 Bert Brecht: ›Der Rundfunk als Kommunikationsappar*at*‹ (1931), in: ders.: *Über Politik und Kunst,* Frankfurt 1971, S. 19–24.

16 Max Bense: *Einführung in die informationstheoretische Ästhetik*, Reinbek 1969.

17 Abraham Moles: *Informationstheorie und ästhetische Wahrnehmung*, Köln 1971.

18 Hans G. Helms: ›Gesellschaftliche Veränderungen durch elektronische Medien‹, in: *Verzeichnungen. Vom Handgreiflichen zum Zeichen*, H. Sturm (Hrsg.), Essen 1989, S. 165–187.

19 Norbert Wiener: ›Von der Flak zum Computer‹ (1947), abgedruckt in: Ausst.-Kat. ›Kunst und Medien‹, Berlin 1984, S. 42–46.

20 *Kunst und Kybernetik. Ein Bericht über drei Kunsterziehertagungen*, Hans Ronge (Hrsg.), Köln 1968.
21 Ausst.-Kat. ›Winkelmessinstrumente vom 16. bis zum frühen 19. Jahrhundert‹, Berlin 1979.
22 Friedrich Kittler: ›Der Gott der Ohren‹, in: *Das Schwinden der Sinne*, D. Kamper, Chr. Wulf (Hrsg.), Frankfurt 1984, S. 140–158.
23 Rolf Sachsse: ›Bild – Medium – Wirklichkeit‹, in: Ausst.-Kat. ›FOTOVISION. Projekt Fotografie nach 150 Jahren‹, Hannover 1988, S. 44–50.
24 Volker Harlan, Rainer Rappmann, Peter Schata: *Soziale Plastik. Materialien zu Joseph Beuys*, Achberg 1984.
25 David Falk, Dieter Brill, David Storck: *Seeing the Light: Optics in Nature, Photography, Color, Vision and Holography*, New York 1986.
26 Beat Wyss: *Trauer der Vollendung. Von der Ästhetik des Deutschen Idealismus zur Kulturkritik an der Moderne*, München 1989.
27 Johannes Domsich: ›Wie »es« sein könnte‹, in: Ausst.-Kat. ›Zwischenbilder Zwischenräume, Kopigrafische und elektrografische Arbeiten österreichischer Künstler‹, Linz 1994, S. 17–22.
28 Hans Belting, Christiane Kruse: *Die Erfindung des Gemäldes. Das erste Jahrhundert der niederländischen Malerei*, München 1994.
29 Als Einführung: Ilya Prigogine, Isabella Stengers: *Dialog mit der Natur. Neue Wege naturwissenschaftlichen Denkens*, München 1981.
30 Theodor W. Adorno, *Gesammelte Schriften 7. Ästhetische Theorie*, Frankfurt 1969, S. 193–205.
31 Umberto Eco: *Das offene Kunstwerk*, Frankfurt 1973.
32 Friedrich Kittler: ›Nur was schaltbar ist, ist überhaupt‹, in: *werk und zeit* 38, 1990, 1, S. 6–9.
33 Bill Viola: ›Zwischen dem Wie und dem Warum‹, in: *Medienkunstpreis 1993*, Heinrich Klotz, Michael Roßnagl (Hrsg.), Stuttgart 1993, S. 13–16.
34 Peter Weibel: ›Die Welt der virtuellen Bilder‹, in: *Camera Austria* 15, 1994, 46, S. 42–51.
35 Hans Belting: *Das Ende der Kunstgeschichte. Eine Revision nach zehn Jahren*, München 1995.
36 Jürgen Habermas: *Theorie des kommunikativen Handelns*, Frankfurt 1981, Bd. 2, S. 171–293.
37 Alan Turing: *Ausgewählte Schriften*, Berlin 1989.
38 Melvin de Fleur: *Theories of Mass Communication*, New York 1966; Colin Cherry, *On Human Communication*, New York 1964.

Walter Seitter

Von der Widerspenstigkeit der Erscheinungen

›Kunstwerk‹ und ›Bild‹ sind zwei Begriffe, zwischen denen kein einsinniges Subsumptionsverhältnis besteht: nicht alle Kunstwerke sind Bilder, nicht alle Bilder sind Kunstwerke. Logisch über diesen beiden Begriffen, weit über diesen Begriffen steht der Begriff der Erscheinung, den ich ins Zentrum meiner Überlegungen stellen will. Doch nehme ich meinen Ausgang bei einer gegenwartskritischen Betrachtung.

1. Wider das Pathos des radikalen Bruchs

Soziologen, Historiker, Philosophen sprechen von Entwicklungen, Epochenschwellen, Diskontinuitäten – also von diachronen Veränderungen, die es – quer zu synchronen Differenzen – gewiß gibt. Aber derartige Feststellungen werden seit langem von Parolen und Beschwörungen unterlegt oder übertönt, die radikale und totale Mutationen suggerieren. Immer wieder werden sogenannte neue Zeitalter verkündet: etwa das wissenschaftlich-technische – als ob es je andere gegeben hätte. Oder es werden abolute Enden verkündet. Ein kleines aber typisches Beispiel ist der Satz, den Paul Klee 1905 in sein Tagebuch eingetragen hat: ›Der Gegenstand an sich ist sicher tot.‹ ›Sicher‹ ist bekanntlich der Komparativ zu ›sich‹. Der Satz zeigt, wie sich ein junger Künstler in einer Zusammenziehung kantischer und nietzscheanischer Elemente zu einer apodiktischen Totenscheinausstellung versteigt. Direkt in unserer Erinnerung ist noch das vor wenigen Jahren ausgerufene ›Ende der Geschichte‹, das nur einem gründlich-deutsch gebildeten Kopf entsteigen konnte. Auch das ›Ende der Natur‹ wird immer wieder triumphalistisch oder katastrophistisch beschworen.[1]

Ich sehe jetzt meine Aufgabe nicht darin, derartige Behauptungen im einzelnen zu überprüfen und zu widerlegen. Auch möchte ich mich nicht auf die These zurückziehen, daß alle Veränderungen in der Geschichte doch nur peripher und akzidentiell seien, während die essentiellen Bestände stabil seien. Statt dessen weise ich darauf hin, daß alle derartigen Behauptungen Äußerungen sind – und daß sie also die Produktion und die Zirkulation der Äußerungen aufrechterhalten. Es handelt sich sozusagen um die Verallgemeinerung der Bücher über das Ende des Buches.

2. Zum Begriff der Erscheinung

Sprachliche Äußerungen sind Handlungen und folglich Akzidentien (Wahrheit und Falschheit sind erst recht Akzidentien – man kann sich darüber streiten, ob solche der Qualität oder der Relation), und außerdem kann man sie unter den Begriff ›Erscheinung‹ sublimieren. Die von mir erwähnten und kommentierten Aussagen beweisen unabhängig von ihrer Thematik oder Triftigkeit, daß der Aussagebetrieb weitergeht, daß dieser Sektor der Erscheinungswelt weiterbesteht. Sie lassen vermuten, daß auch andere Sektoren der Erscheinungswelt weiterbestehen. Denn ebenso wie das Gerede der Menschen hält auch das Geschiebe der Sterne und der Wolken, der Fahrzeuge und der Nahrungsmittel an. Lauter Erscheinungen.

Der Begriff der Erscheinung ist einer der allgemeinsten – ähnlich wie der Begriff ›Akzidens‹. Eigentlich müßte er darum die Aufmerksamkeit und das Interesse der Philosophen auf sich ziehen. Das tut er relativ selten. Wahrscheinlich wirkt da die ›klassische‹ Entgegensetzung zwischen dem Wesen einerseits und dem Schein oder der Erscheinung andererseits nach, welche diese letzteren Begriffe auf die Seite des Unwesentlichen und folglich auch Unwichtigen zieht. Wenn aber die Philosophie eine Wissenschaft ist, hat sie sich auch über philosophisch aufgestellte Wichtigkeitshierarchien hinwegzusetzen. Denn zur Wissenschaft gehört auch eine gewisse Portion von Rücksichtslosigkeit, sogar von Zynismus.[2]

Fast tautologisch definiere ich zunächst: Erscheinung ist das, was erscheint. Da ist die überwiegende, die nominale Bedeutung von ›Erscheinung‹, welche bereits verdeckt, daß ›Erscheinung‹ ein ›-ung-Wort‹ ist und eigentlich bedeutet, *daß* etwas erscheint. Dies ist die verbale Bedeutung: der Vorgang des Erscheinens. Diese quasi-verbale, infinit-verbale Bedeutung sollte nicht unterschlagen werden. Denn sie zeichnet diesen Begriff stärker als den benachbarten Begriff ›Phänomen‹. Sie gibt dem Begriff seinen Akzent der Ereignishaftigkeit und gleichzeitig auch seine Polarität gegenüber ›Ent-scheinung‹, ›Verschwinden‹: *apparition-disparition*.

›Erscheinung ist mit circa zwei funktionalen Valenzen ausgestattet, die allerdings nicht immer voll ausgeprägt sein müssen. Erscheinung ist Erscheinung von etwas – als etwas – und für etwas (etwen). Die Als- bzw. Von-Funktion bezeichnet ein mögliches Auseinandertreten zwischen Erscheinendem und Erscheinungsweise. Ein Auseinandertreten, das nicht so rigid sein muß wie der Gegensatz zwischen Sein und Schein (aber auch der ›Schein‹ kommt manchmal ohne diesen Gegensatz aus: Schein der Sonne). Während die Als-Funktion als metaphorische bezeichnet werden kann, tritt mit der Für-Funktion etwas Metonymisches auf: eine zweite (oder dritte?) Größe. Diese (mögliche) Gegliedertheit und Bezüglichkeit ist beim benachbarten Begriff des Phänomens weniger ausgeprägt. Dieser Begriff ist blockhafter und geschlossener. Ebendeswegen ist er wohl, seit er von der Schule der Phänomenologie intensiv verwendet wird, vielfach in die eine oder die andere Richtung geschoben worden. Von Husserl in Richtung ›Wesen‹, von Heidegger in Richtung ›Faktum‹.

Immerhin gibt es im Begriff des Phänomens neben der dominanten nominalen Bedeutung auch eine propositionale: es ist ein Phänomen, daß … Und diese Bedeutung wird von Wittgenstein aufgegriffen, wenn er fragt: ›Ist es ein Phänomen, daß ich den Baum sehe?‹[3] Die Frage bezieht sich nicht so sehr auf ein einzelnes Seherlebnis sondern eher darauf, daß ich überhaupt – normal – sehe. Also auf einen Tatbestand, der jahrzehntelang dauert und ›trotzdem‹ Ereignischarakter hat und somit eine Erscheinung im ›verbalen‹ Sinn ist. Und diese Erscheinung ist nun wohl die Bedingung – oder bloß die Verallgemeinerung? – dessen, daß dem betreffenden Nicht-Blinden im Laufe seines Lebens unzählige und mannigfaltige – visuelle – Erscheinungen geschehen.

Mit der Erscheinungsbedingung (oder -verallgemeinerung) meine ich das – funktionierende – Sinnesorgan oder einen Erscheinungskanal, wofür man auch ›Medium‹ sagt. Ein Medium ist eine Apparatur, deren Hauptleistung oder -effekt in der Lieferung (Erzeugung, Bearbeitung, Übertragung) von Erscheinungen liegt. Der Bundeskanzler auf dem Fernsehschirm in meinem Wohnzimmer ist eine Erscheinung. Aus dieser Feststellung kann man ablesen, daß ›mein‹ Begriff der Erscheinung sowohl von banalsten Sinnesgegebenheiten wie auch von exzeptionellen Heiligen- oder Gespenstererscheinungen konstituiert wird.

3. Zu einer Philosophie der Erscheinungen

Meine heutigen Darlegungen sind kleine Prolegomena zu einer Philosophie der Erscheinungen. Denn ich meine, daß der Begriff der Erscheinung geeignet sein könnte, ein Hauptbegriff eines Philosophierens zu werden, das manche theoretischen Verstiegenheiten hinter sich, manche epochalistisch-zeitgeistigen

Aufgeregtheiten neben sich liegen läßt, um sich objektiv vorliegenden Gegebenheiten zuzuwenden und dabei die Strenge der Begrifflichkeit nicht außer acht zu lassen.

Wenn ich – vorläufig noch ohne feste Konturen – eine Philosophie der Erscheinungen zu versuchen gedenke, so beanspruche ich nicht, etwas völlig Neues in die Welt zu setzen. Schon den Titel entleihe ich einem Autor, der bereits neunzig Jahre tot ist. Soll ich hier die Quizfrage stellen, bei wem sich der Titel ›Philosophie der Erscheinungen‹ findet? Nun, es ist Paul Cézanne. In einer Passage seiner Gespräche mit Gasquet, wo seine Ambition zu einer ›Lehre‹ mächtig hervortritt, spricht er – zwischen einer halb kritischen Bezugnahme auf Kant und einer Anwandlung von Animismus – von ›einer Philosophie der Erscheinungen‹ – die es in einem gelungenen Bild gäbe.[4] Das wäre also eine Philosophie, die von einem Maler gemacht würde, der den Vorzug hat, mit den Elementen der Welt selbst, nämlich mit den Farben, arbeiten zu können.

Der Bezug auf Kant ist kennzeichnend. Denn die *Kritik der reinen Vernunft* ist eines jener philosophischen Werke, in dem der Allgemeinbegriff der Erscheinung (nicht umsonst tritt das Wort zumeist im Plural auf) die allergrößte Rolle spielt. Allerdings sind da die Erscheinungen vom ›Ding an sich‹ schroff getrennt. Die Erscheinungen bilden nur eine – aber eine weite und gefächerte Ebene der Realität.

Eine ganz andere Philosophie der Erscheinungen sehe ich in Hannah Arendts *Vita activa*. Sie nähert sich den Erscheinungen nicht erkenntnistheoretisch oder gar naturphilosophisch, sondern handlungsphilosophisch, indem sie die menschlichen Tätigkeitsformen in der aufsteigenden Reihe Arbeiten – Herstellen – Handeln klassifiziert. In dieser Reihenfolge sind die Tätigkeiten auch mehr und mehr erscheinungsfördernd. Während das Arbeiten ein rastloser Verzehrungsprozeß ist, stellt das Herstellen – dank der Verdinglichung! – schon manches auf Dauer und vor Augen. Aber erst durch das hauptsächlich sprachliche Handeln entsteht der ›Erscheinungsraum‹, in dem die Menschen auftreten und mit ihrem Auftreten Neues zur Erscheinung bringen: Geschichten, Institutionen, Schicksale.[5]

Zu den Autoren, auf die sich Arendt am häufigsten beruft, gehört Aristoteles, der Philosoph des Politischen. Schon 1923/24 hatte Heidegger Aristoteles als den eigentlichen Phänomenologen bezeichnet, da er Erfahrung und Erfahrenes als zusammengehörig sehe, ohne – wie Husserl – auf das Bewußtsein rekurrieren zu müssen.[6] Wolfgang Welsch hat gezeigt, daß für Aristoteles die Wahrnehmung die gemeinsame – vom Wahrnehmbaren angestoßene – Wirkung des Wahrnehmbaren (Wahrgenommenen) und des Wahrnehmenden ist. Aristoteles geht so weit, daß er postuliert, daß die Sprache sowohl für die objektive wie auch für die subjektive Seite des Vorgangs – und zwar auf jedem Sinnesgebiet – einen aktivischen Ausdruck haben sollte. Für das Akustische habe die griechische Sprache die entsprechenden beiden Ausdrücke: Schallung und Hörung. Für das Optische habe sie zwar Sehung aber nicht das objektive Pendant ›Farbung‹.[7] Man sieht daraus, daß es philosophische Sprachkritik schon vor 2500 Jahren gegeben hat. Und außerdem, daß auch die deutsche Sprache noch verbesserungsfähig ist.

Nicht nur bei Kant, sondern bei mehreren Philosophen um 1800 spielt der Begriff der Erscheinung eine große Rolle. So bekanntlich bei Hegel. Auf die Frage, ob und in welchem Sinn seine Philosophie eine Philosophie der Erscheinungen sei, will ich nicht eingehen. Gewiß aber gibt es eine solche in einer naturkundlichen Schrift eines Dichters: in der *Farbenlehre* von Goethe.

›Indem wir von den Farben zu handeln gedenken, befinden wir uns auf jede Weise im Reiche der Erscheinungen.‹[8] Und weiter: ›Wenn wir die Körper, aus denen die Welt besteht, im Bezuge auf Farben betrachten, so können wir leicht bemerken, daß diese zarten Erscheinungen, die bei gewissen Veränderungen des Körpers so leicht entstehen und verschwinden, nicht etwa zufällig sind, sondern von beständigen Gesetzen abhangen. Gewisse Farben sind gewissen Geschöpfen eigen, und jede Veränderung der äußerlichen Erscheinung läßt auf eine innere wesentliche Veränderung schließen. Die Rose verbleicht, indem sie verblüht und die bunte Farbe des Waldes verkündigt uns die rauhe Jahreszeit.‹[9]

Goethe wendet sich offensichtlich gegen Kants Trennung zwischen Erscheinung und Ding an sich: ›Behaupten, eine Sache zeige nicht an was sie sei, heißt eben soviel als sagen, sie sei nicht was sie sei, oder die Erkenntniskraft des Menschen sei nicht imstande, sich einen richtigen Begriff zu fassen.‹[10] Nun gibt es sehr wohl Erscheinungen, die nicht leicht und eindeutig auf bekannte Wesen zu beziehen sind. So etwa Goethes ›physiologische Farben‹, von denen er sagt, daß man sie gern ›in das Reich der schädlichen Gespenster‹ verbannt.[11] Mit ›Gespenst‹ übersetzt Goethe aber auch das physikalische ›Spektrum‹ Newtons.[12] Er führt also diesen Extrem-Begriff von Erscheinung ein – um sich seine Behauptung vom engen Zusammenhang zwischen Erscheinung und Wesen nicht zu leicht zu machen. Um diesen engen und gleichzeitig losen, immer wieder reißenden Zusammenhang begreifbar zu machen, muß der Naturforscher Goethe den Begriff der Geschichte einführen: ›Wirkungen werden wir gewahr, und eine vollständige Geschichte dieser Wirkungen umfaßte wohl allenfalls das Wesen jenes Dinges.‹[13] Es ist also die kaum je vollständig überschaubare Geschichte der Erscheinungen, es sind letztlich überraschend auftretende Gespenster-Geschichten, welche dieser Philosophie der Erscheinungen ihr epistemologisches Profil geben. Ihre Mitte aber sind Versuchsreihen, die zur ›Vermannigfaltung‹ der Erfahrung führen.[14] Den Aufstieg vom ›empirischen Phänomen‹ zum ›reinen Phänomen‹[15] charakterisiert Goethe einerseits im Sinne der üblichen Wissenschaftsmethodik als Komplexitäts-Reduktion.

Und doch zielt er auf eine Lehre, in der die einfachen Phänomene selber und dann die wissenschaftlich vervielfachten Phänomene die – weitläufige – Sprache des reinen Phänomens sind.[16] Das Gespenst, die Geschichte und die Sprache – in den Erscheinungen selber – machen Goethes Farbenlehre zu einer exemplarischen Philosophie der Erscheinungen.

›Man suche nur nichts hinter den Phänomenen: sie selbst sind die Lehre.‹[17] Eines der vielen Goethe-Zitate bei Ludwig Wittgenstein, auf den in seiner Spätzeit die Farbenlehre massiv eingewirkt hat: als Versuch der Forschung ohne Theorie-Ambition.[18] Aus seinen allerletzten Lebensjahren stammen die Bemerkungen über die Farben – eine direkte Reaktion auf Goethes Farbenlehre.[19] Wittgenstein fragt sich, welche Herangehensweisen an die Farben bei Newton, bei Goethe, in der Psychologie wirklich vorliegen und welche Herangehensweise ihm selber als Philosophen möglich sei. Ist es wirklich nur die Logik der Begriffe, das Beobachten der Sprachspiele und der anderen Verhalten? Es zeigt sich, daß er um die Physik selber doch nicht herumkommt, und er drückt das einmal so aus: ›Wir kümmern uns hier nicht um die Tatsachen der Physik, außer insofern sie Gesetze des Augenscheins bestimmen.‹[20] Das Interesse für die ›Erscheinungen der Sprache‹[21] führt ihn auch zu den anderen Erscheinungen. Und vor allem führt ihn dazu das Anhängsel an Goethes Schrift. Goethe hatte nämlich am Schluß seines Didaktischen Teils einen Brief von Philipp Otto Runge (aus dem Jahre 1806) abgedruckt.[22] Und es sind einige Beobachtungen von Runge, welche Wittgenstein zu seinen meisten Bemerkungen anregen. Die Aussagen des jungen und früh verstorbenen Malers, die das Glück gehabt haben, auf den Schultern Goethes durch die Literaturgeschichte getragen zu werden, haben bei Wittgenstein das Flämmchen der Physik entfacht. Runges Unterscheidung zwischen durchsichtigen und undurchsichtigen Farben wirft die Frage nach der Univozität oder Analogizität der Farbbezeichnungen auf[23] – aber auch die Frage nach dem einschließenden oder ausschließenden Verhältnis zwischen Durchsichtigkeit und Sichtbarkeit. Darauf werde ich noch zurückkommen.

Ich möchte noch einen Philosophen nennen, bei dem der Begriff der Erscheinung eine tragende Rolle spielt. 1963 formulierte Michael Foucault ›die Frage, welche den Raum der Philosophie offen hält‹ folgendermaßen: ›Was ist denn das – erscheinen?‹[24] Einige Jahre später hat er diesen Begriff operational eingesetzt, um seine Version des *linguistic turn* zu präzisieren. In der *Archäologie des Wissens* definiert er ›Diskurs‹ bzw. ›Aussage‹ als einen bestimmten Aspekt des Sprechens (*langage*). Dieser Aspekt ist die Dimension seines ›es gibt‹, die Instanz seines Aufscheinens – welches nur die positive Kehrseite seines Verschwindens ist.[25]

Das bloße Erscheinen als minimalste Positivität soll der leitende Gesichtspunkt für die Betrachtung von Sprechtatsachen als Aussage- bzw. Diskurstatsachen sein. Kein Wunder, daß sich die ›Aussage‹ nicht übermäßig manifest und sichtbar darbietet. Aber verborgen ist sie auch nicht. Und sicher ist sie ›da‹. Sie ist ja gerade das schiere Dasein des Gesprochenen. Es eignet ihr die ›Quasi-Unsichtbarkeit des *es gibt*: Transparenz, Nähe, Außenheit.‹[26] Und doch sei es möglich, das Quasi-Unsichtbare sichtbar zu machen und zu erblicken – sagt Foucault. Also das Unscheinbare des bloßen Scheinens zur Erscheinung zu bringen. Ich will damit andeuten, daß Foucault das schwache Erscheinen (Goethe sprach von zarten, flüchtigen Erscheinungen) als Folie für seine an der Sprache orientierte Methode eingeführt hat.

Kurze Zeit zuvor hatte er – in einer Panofsky-Besprechung – behauptet, daß das Sagbare und das Sichtbare, daß die Wörter und die Bilder zwei relativ autonome Realitätsstränge seien.[27]

Ich habe skizziert, daß es bei einigen Autoren bereits so etwas wie Philosophien der Erscheinungen gibt – wobei sich diese Reihe natürlich verlängern ließe (z. B. durch Lacan und Deleuze). Anschließend möchte ich andeuten, welche Akzente eine weitere, eine zusätzliche Philosophie der Erscheinungen setzen könnte.

4. Philosophische Physik

Ich zitiere eine Passage von Edmund Husserl: ›Sehen wir den Tisch, so sehen wir ihn von irgendeiner Seite, und diese ist dabei das eigentlich Gesehene, er hat noch andere Seiten. Er hat eine unsichtige Rückseite, er hat unsichtiges Inneres, und diese Titel sind eigentlich Titel für vielerlei Seiten, vielerlei Komplexe möglicher Sichtigkeit. Das ist eine sehr merkwürdige Wesenslage.‹[28]

Husserl macht da einige richtige Feststellungen. Aber er – resümiert sie sehr rasch und ohne die dazugehörigen Bedingungsangaben zu einer Wesens-Aussage. An der ist zwar bemerkenswert, daß sie eigentlich ›nur‹ Erscheinungsverhältnisse zusammenfaßt. Aber trotzdem würde ich sagen: Wenn diese Redeweise Phänomenologie heißt, dann nenne ich die Philosophie der Erscheinungen, die ich versuchen will, lieber Physik.

Ich habe bereits eine Stelle von Foucault herbeizitiert, wo er so etwas wie eine physikalische Minimalbestimmung (die Differenz zwischen Erscheinen und Nicht-Erscheinen) heranzieht, um einen seiner Begriffe zu präzisieren. Physikalische Aspekte oder Anleihen ziehen sich auch sonst durch sein Werk – ich erwähne ›diese Makrophysik und diese Mikrophysik der Macht‹.[29] Man kann sagen, es handle sich nur um punktuelle Anleihen, um eher allegorische Physik-Verwendungen, die Foucaults Arbeit nicht zu Physik machen. Mag sein. Aber hat sich nicht dieser Philosoph in eine andere ihm fremde Disziplin hineingearbeitet – in die Historie? Ein eigentlicher Historiker ist er damit nicht geworden – wohl aber ein uneigentlicher, eben ein philosophischer. Analog dazu meine ich, daß eine Philosophie der Erscheinungen heute als philosophische Physik auftreten könnte und der Philosoph als uneigentlicher Physiker. Der philosophische Physiker ist jemand, der sagt, was er sieht (oder sonstwie wahrnimmt) und der auch sein Sehen und Sagen und eventuelles anderes Verhalten dazusagt. Philosophisch wird diese Physik auch dadurch, daß sie nicht nur die aktuelle dominierende Physik, sondern auch exotische, vergangene, angeblich überholte Physiken als Kollegen ernstnimmt. Paraphysik unter Paraphysiken.[30]

Das Hauptobjekt (Formalobjekt) der philosophischen Physik sind die Erscheinungen. Erscheinungen sind per se physisch. Sie sind aber auch immer historisch, d.h. zeitlich bestimmt. Im Wort ›Erscheinung‹ wird das von der Endsilbe ›ung‹ ausgedrückt. Die Zeitlichkeit der Erscheinungen ist sehr variabel. Erscheinungen können augenblicklich-blitzartig oder lang-andauernd auftreten, regelmäßig oder unregelmäßig, seriell oder einmalig. Die philosophische Physik ist sowohl ›subjektiv‹ wie auch ›objektiv‹ historisch. Selbstverständlich beschäftigt sie sich nicht nur mit rein naturhaften Gegebenheiten, sondern auch mit physischen Artefakten.

Ich möchte ganz kurz andeuten, zu welchen Objekten und Ergebnissen mich meine Physik bisher geführt hat. Die philosophische Physik kommt auch zu allgemeinen Aussagen oder Gesetzen. So zu den beiden Grundsätzen der Optik: ›Erster Grundsatz: Das, was sichtbar ist, ist nur deswegen sichtbar, weil eine ganze Menge anderer Dinge, nämlich die Dinge, die sich zwischen dem Sehenden und dem Gesehenen befinden, unsichtbar sind, weil sie selber durchsichtig sind.

Zweiter Grundsatz: Das was man sieht, ist sichtbar, weil es undurchsichtig ist. Das heißt, daß man vom Sichtbaren nur die äußerst dünne Schale oder Kruste sieht. Diese aber verdeckt den weitaus größten Teil des Sichtbaren. Das Sichtbare ist zum allergrößten Teil unsichtbar, weil es von sich selber verdeckt wird.‹[31]

Diese Grundsätze (von denen der zweite eine Bedingungsproblematik der zitierten Husserl-Aussage ausspricht) enthalten eine Reihe von Implikationen – aber auch Unsicherheiten. In ihrem Kontext habe ich bisher die Physik des Buches[32] des Menschenkörpers[33] und des Weinglases[34] skizziert.

Eine spezifische Erfahrung machte ich, als ich mich an die Physik der Autobahn heranmachte. Ich wollte eigentlich nur die Geometrie, die Materialität und die Funktionalität der Autobahn, wie sie jedem bekannt ist, beschreiben. Aber schon nach wenigen Sätzen stürzte ich um 2000 Jahre zurück und sah mich bzw. die Autobahn in die römische Polarität zwischen Straße und Aquädukt gestellt.[35] Die Physik hat sich als das herausgestellt, was sie ist: historisch (und meine Vermutung von einem engen Zusammenhang zwischen Archäologie und Physik bei Foucault hat sich gestärkt).

Wolfgang Welsch hat auf einige ›phänomenale Besonderheiten der elektronischen Welten‹ aufmerksam gemacht, indem er etwa eine uns allen bekannte Fernseh-Erscheinung beschrieben hat: ›wenn – etwa im Vorspann einer Sendung – aus der Tiefe des Bildraumes ein Streifen auf uns zuführt, sich dann zu einem dreidimensionalen Körper verändert der anschließend wie von Geisterhand gehoben, gedreht, gekippt und in ein zweidimensionales Gebilde verwandelt wird.‹[36] Ein Beispiel aus der ›ungewohnten Physik‹ der Television.[37] Ein anderes Beispiel: ›In wenigen Minuten lassen sich ... die Werke sämtlicher philosophischer Klassiker des Abendlandes auf einen bestimmten Begriff hin absuchen, und man bekommt die Belegstellen vollständig angezeigt. Mit der alten Kulturtechnik des Lesens hätte man dafür Jahre gebraucht, und die Fehlerquote wäre hoch gewesen. Ähnlich verblüffend ist die Augenblicklichkeit des Erscheinens. Mit einem Mal ist die gesamte Datenmenge da, und mit einem Mal ist sie weg.‹[38] ›Betrachten wir des weiteren die Existenzform der Dokumente, Es gibt die Dokumente doppelt: analog auf dem Bildschirm und digital im Speichersystem ...‹[39] Stimmt es, daß in den Medien ›eine andere Physik und eine andere Logik der Erscheinungen und Abläufe‹ gilt als im Alltag?[40] Sicher scheint zu sein, daß die Entwicklung der neuen Medien den Begriff der Erscheinung in seiner Unersetzlichkeit bestätigt. Das ist die logische Seite der Widerspenstigkeit der Erscheinungen. Wenn man sich das klar macht, verlieren starke Schlagworte wie ›virtuell‹ oder gar ›immateriell‹ an Plausibilität.

5. Darstellungsnotwendigkeit, Darstellungskrise

Alle Bereiche des Physischen haben ihre Erscheinungstechniken: Verdecken und Verdrängen, Verpackung und Sprengung, Wachstum und Gestaltwandel gibt es in verschiedenen Bereichen des Anorganischen und des Organischen. Bei den Tieren gibt es unmittelbare Erscheinung und Ausdruck, Mitteilung und Herstellung.

Bei den Menschen ist die Dimension der dem Erscheinen vorgeordneten Aktivitäten, der das Erscheinen ermöglichenden (oder verhindernden) Aktivitäten besonders stark ausgebildet. Die Menschen müssen ziemlich viel tun, damit sie Erscheinungen haben: von sich, von den anderen und von anderem. Sie müssen dem Erscheinen – womöglich von vornherein – nachhelfen. Diese Notwendigkeit gibt viel Erscheinungsmacht in ihre Hand – und macht sie wiederum abhängig von den bei ihnen installierten Mächten des Erscheinen-Lassens.

Darstellen nennt man die Tätigkeit des Erscheinen-Lassens, der eine große Selbständigkeit und Eigengewichtigkeit zukommt. Helmuth Plessner hat diesen Tätigkeitsbereich, der mit der Mimik (Lachen, Weinen) und der Gestik (Zeigen, Zeichnen ...) anhebt und in dessen Mitte das Sprechen steht ›Kundgabe‹ genannt und seine enge Verflechtung mit der Wahrnehmung aufgewiesen.[41] Er hat damit – eigentlich – sowohl überzogenen Konstruktivismus-Thesen wie auch obskuren Symbolisierungs-Ansätzen (wie sie etwa von der Psychoanalyse in die Welt gesetzt worden sind) den Boden entzogen.

Die Komplexität und Aufwendigkeit der Darstellungstätigkeit sowie der ihr innewohnende Entscheidungscharakter machen es verständlich, daß bei den Menschen schon immer Dinge spur- und restlos verzehrt und vergessen, d.h. zum Verschwinden gebracht worden sind. Schon immer wurden auch

Menschen – von Menschen sang- und klanglos – also darstellungslos – zum Verschwinden gebracht. Und doch gibt es bei den Menschen eine Gegenkraft der Darstellung, die sich sogar dem restlosen Verschwinden von Nahrungsmitteln widersetzt. So gab es in einer römischen Villa ein Fußbodenmosaik, das die Reste eines üppigen Mahles – Fischskelette, Muschelschalen, Nußschalen, Traubengezweig – sorgfältig darstellt und festhält. Es gab Antigone, die ihrem Bruder den zeichenhaft bergenden Erdhaufen gewähren wollte – und deren Wollen wiederum dargestellt worden ist. Es gab Homer und Hesiod und Phaidros, die Mächte von ungewiß-schwankender Erscheinungshaftigkeit als Götter benannt und erzählt haben. Es gab den Homer, der den Schild des Achill beschrieben hat und auf diese Weise sowohl Achill wie auch eine ganze Welt-Darstellung überliefert hat. Das Grab und das Mal, das Bild und das Lied, die Abhandlung und die Reportage sind Darstellungsformen, die das Erscheinen herstellen, festhalten, wiederholen, steigern. Und sie tun das jeweils auf bestimmte, entschiedene, perspektivische Weise – ›zwischen‹ Selbstdarstellung, Fremddarstellung, Gegendarstellung ... Darstellungsakteure oder Repräsentationapparate sind immer wieder – entweder mehr ›außenpolitisch‹ oder mehr ›system-immanent‹ bestritten, ersetzt, modifiziert worden. Bestimmte Darstellungsweisen wie z. B. die visuelle Abbildung oder die königliche oder priesterliche Repräsentation wurden attackiert und zurückgedrängt. In jeder Zivilisation gibt es Darstellungsgebote und -verbote, -wünsche und -ängste. Zusammen mit den jeweils zur Verfügung stehenden Darstellungstechniken ergeben sie jeweilige Darstellungspolitiken: die einen großen Teil der jeweiligen Erkenntnispolitiken ausmachen.[42]

Halbwegs gut funktionierende Repräsentationsmechanismen sind in unseren Zivilisationen das Geld und der Staat. Das Geld als abstrahierende Darstellung der sozial erwerbbaren Bedürfnisbefriedigungsmittel; der Staat als konzentrierende Darstellung größerer Bevölkerungssegmente – eine Darstellung, die sogar zusätzliche, künstliche Personen (Institutionen) erzeugt. Seit dem 19. Jahrhundert werden die beiden Repräsentationsmechanismen vom antirepräsentationellen Affekt attackiert, dem eine ›radikale‹, d.h. naturalistische Denkbasis zugrunde liegt. Die Kommunisten halten im Kampf für das Absterben des Staates und für die Abschaffung des Geldes die theoretische Fahne besser hoch als die Rassisten, die zu denselben Positionen neigen. Ohne sich *direkt* auf diese politischen Parteiungen zu beziehen, hat Helmuth Plessner im Jahre 1924 in *Grenzen der Gemeinschaft. Eine Kritik des sozialen Radikalismus*[43] in scharfsinniges Plädoyer für die Notwendigkeit der Darstellung und der mit ihr verbundenen Künstlichkeit, Entfremdung und Krisenhaftigkeit geführt.

Die Notwendigkeit der Repräsentation beruht auf dem hohen menschlichen Präsenzbedarf einerseits und der Schwäche der naturalen Präsenzen andererseits (die in meinen beiden Grundsätzen der Optik beispielhaft deutlich geworden ist). Repräsentation erzeugt ein Mehr an Präsenz als ›eigentlich‹ da ist und jede Darstellung stellt ›eigentlich‹ Undarstellbares dar. So ist es und das wird in den neuen sublimeren Repräsentationskritiken (Derrida, Lyotard) auch gesagt.

Sie formulieren die Repäsentationskrise, die eine Dauerkrise ist. Offen ist die Frage, wohin diese Kritiken führen, wofür sie eingesetzt werden. Dafür, daß sich die Intelligenzen von den Repräsentationsarbeiten abwenden und diese bleibenden Repräsentationsarbeiten den anderen überlassen, was dann zu weniger intelligenten Repräsentationsleistungen führt? Oder dafür, daß sich die Intelligenzen mit geschärftem Bewußtsein von der Dauerkrise der Repäsentation, also mit geschärfter Intelligenz, den Repräsentationsarbeiten zuwenden?

Wenn man sich die Performanzen in den großen Repräsentationsapparaten (Kirchen, Staaten, Fernsehen) anschaut, hat man nicht den Eindruck, daß dieser zweite, dieser schwierigere Weg viel begangen wird. Man hat den Eindruck, daß sich die großen Repräsentationsapparate auf einem eher niedrigen, sogenannten populären Niveau zu halten suchen. Es ist aber nicht sicher, daß das hält. Denn die Problemlagen, auch die Repräsentationsproblemlagen sind nicht auf schlichtem, auf naturalistischem Niveau zu halten. Etwa auf dem Niveau der Biopolitik, welches die beiden erwähnten Ideologien aus dem 19. Jahrhundert etabliert haben.

Die Frage nach dem Bild und dem Kunstwerk ist in diesen Horizont zu stellen. Die israelitische und islamische Untersagung des Bildes hat sich nicht gehalten. Wir haben mit diesem Typ der Darstellung – mit dem visuellen Abbild – zu leben.[44] Um so dringlicher stellen sich Probleme der Ökologie, der Politik, der Ethik der Bilder. Die Definition des Kunstwerks kann zu dieser Problemstellung einen Beitrag liefern, indem sie den Faktor der Intelligenz einführt. In Anlehnung an Kants *Kritik der Urteilskraft* nenne ich ein Bild dann ein Kunstwerk, wenn es schon von seiner Erscheinungshaftigkeit her etwas auch affektiv Reizendes hat: wenn es den Beschauer zum Betätigen seiner Erkenntniskräfte reizt (möglicherweise über seine bestimmte Darstellungsfunktion hinaus). Ein Bild – oder sonst ein Artefakt – ist dann ein Kunstwerk, wenn es – als erscheinendes – einen hohen Intelligenzquotienten hat.

Aus dem, was ich zu Darstellungsnotwendigkeit und Darstellungskrise gesagt habe, ergibt sich, daß die Existenz von Kunstwerken, also von Darstellungen mit Intelligenz, politisch erwünscht ist. Allerdings ist es nicht gewiß, daß es genügt, wenn im selbstreferentiellen Kunstbetrieb betrieblich definierte Kunstwerke erzeugt werden. Der Kunstbetrieb kann kaum den gesamten – intelligenten – Darstellungsbedarf in einer Menschengruppe abdecken. Es wäre gut, wenn die Kunst bei der Erzeugung intelligenter Bilder nicht ganz allein gelassen würde. Sondern wenn sie als Spezialinstitution mit anderen Darstellungsakteuren (auch mit intelligenten Darstellungskandidaten) in Berührung und Konkurrenz träte.[45] Daher werfe ich abschließend ein Schlaglicht auf eine Bilderproduktion, die sich zwischen Auftraggeber und Künstler abgespielt hat, und eines auf eine Erscheinung, die sich außerhalb des Kunstbetriebs begeben hat.

6. Bilder-Spaltung 1451

In einer abgeschlossenen Kapelle in San Francesco in Rimini ist 1451 ein annähernd drei mal drei Meter großes Fresko in die Wand gemalt worden. Es zeigt den Ausschnitt eines Innenraumes, der hauptsächlich mit einer durch zwei weiße Marmorpilaster dreigeteilten Rückenwand in Erscheinung tritt. Die Abteilungen dieser gemalten Marmorwand waren ursprünglich wohl in oliv-grün, rost-rot und oliv-grün gehalten. Links sitzt erhöht, mit Zepter und Kugel in den Händen, der Heilige König Sigismund. Vor ihm, in der Mitte, kniet mit gefalteten Händen der junge Sigismondo Malatesta. Eine halb sakrale, halb höfische zeremonielle Szene, die ganz vom Raum, von der Architektur getragen ist. Was ist das für ein Raum? Der burgundische König thront so, wie er nur in seiner Königshalle (Lyon oder Genf) thronen mag. Das junge Namenskind scheint zu ihm gekommen zu sein, um ihm da seine Reverenz zu erweisen. Und doch hängt das Wappen des jungen Herrn über dem Knienden. Ist es wirklich die burgundische Königshalle, in die Sigismondo geeilt ist?[46] Selbst wenn dem so wäre, so wäre sie durch das Fresko nach Rimini versetzt worden. Außerdem ist die Rückwand im rechten Abschnitt durchbrochen. Durch einen weißen runden Marmorrahmen sieht man auf das Kastell von Rimini – unter blauem Himmel mit hellen Piero della Francesca-Wolkenstreifen. Dieser Fensterdurchblick ist natürlich ein gewichtiges Argument für die Raumübermacht des Sigismondo. Aber auch für seine Namensgebungsmacht: denn das Schloß heißt nach ihm ›Sismundum‹. Außerdem ist das den Fensterdurchblick simulierende Tafelbild damit in die Wandmalerei eingedrungen. Das

Bild wird diskussiv. So sehr, daß man im frühen 19. Jahrhundert versucht hat, es bildtechnisch auf eine, auf die moderne Linie zu bringen. 1820 hat eine Übermalung die farbigen Marmorwandpartien abgebrochen und durch einen hellen Himmel ersetzt. Im 20. Jahrhundert wurde dieser Himmel wieder beseitigt, und deswegen besteht der Hintergrund (zwischen den Pilastern) heute nur mehr aus ruinösen Flecken. So ist das Ringen zwischen der die ungebrochene Mauer affirmierenden Wandmalerei und dem den Fensterdurchblick simulierenden Tafelbild in dieser Malerei ausgegangen.[47]

Aber die Bilder-Spaltung ist bereits 1451 noch weiter gegangen. Denn zur selben Zeit wie die Wandmalerei, wohl als Studie für die dortige Sigismondo-Darstellung, hat Piero della Francesca ein kleines Tafelbild in Öl-Tempera-Technik angefertig. Es zeigt Oberkörper und Kopf des Sigismondo in derselben Haltung mit demselben starren Blick – nur eine Spur jugendlicher und spürbar sarkastischer. Das ist der feine Unterschied. Der massive Unterschied liegt in Format, Ausschnitt und Hintergrund des Tafelbildes. Der Kopf erscheint nicht vor einem traditionellen oder irgendwie empirisch plausiblen Hintergrund, sondern vor bzw. zwischen purem glattem glänzendem Schwarz. Einem Schwarz, das sonst bei Piero kaum vorkommt, damals aber wohl in der avanciertesten Porträtsmalerei (unter flämischem Einfluß) der neueste Schrei war. Das Schwarz übernimmt die Rolle eines Konservierungs- und Kontrastmittels, in dem der abgeschnittene Kopf mit seinem blühenden Gesicht zur Erscheinung kommt. Das Tafelbild überschreitet seine Fensterdurchblick-Funktion und wird zu einer Vitrine für das absolute anatomische Präparat – in welcher das Schwarz als optisches Formalin wirkt. Auch wenn das Porträt als Vorstudie für die Wandmalerei angefertig worden ist, ist es doch zu einem extremen Kontrapunkt gegen die Wandmalerei ausgearbeitet worden. Das Ergebnis ist eine präzis simultane *Schizoikonie*: Simultaneität von archtitektonisch-zeremonieller und anatomischisolierender Menschenfassung. Ein Beispiel dafür, daß in einer Gegenwart extreme Bilder-Diskussion und in diesem Sinne – Intelligenz möglich ist.

Übrigens hängt das Tafelbild, das ja wesenhaft transportierbar ist, seit 1978 im Louvre.

7. Darstellungszufall 1992

Am 1. Dezember 1992 erschien in der Zeitung ein Foto aus dem Berliner Gerichtssaal, in dem der Prozeß gegen Erich Honecker stattfand. Es zeigt Honecker mit erhobenem rechten Arm und geballter Faust. So wandte sich Honecker an seine Anhänger im Prozeßpublikum. Zum ersten Mal macht Honecker eine gute Figur. Sein Kopf, sein Gesicht haben eine ruhige und gefaßte Form. Der erhobene Arm mit der Faust hat nichts Aufgeregtes, wohl aber etwa sehr Aufgerichtetes und Aufrechtes. Die Faust ist weder krampfhaft noch schwach. Sie ist weich, aber auch fest. Der erhobene Arm, das gerade Gesicht, der gefaßte Blick: alles ist wie aus Wachs und aus Marmor. Totenmaske und Monument in einem. Das Foto stellt jemanden dar, der etwas darstellt; der vielleicht nicht nur das darstellt, was er gerade darstellen will. In überzeugender Weise stellt er etwas dar, was es in jenem Moment der Geschichte in Berlin nicht gab – was aber wichtig gewesen wäre bzw. wichtig wäre: nämlich einen Staatsmann in Berlin. So habe ich in diesem Foto einen Darstellungsüberschuß gesehen – und insofern einen erscheinungshaften Erkenntnisüberschuß (den ich ja zum Kriterium des Kunstwerks erklärt habe). Insofern ist dieser Darstellungszufall ein Fall von extradisziplinärer Kunst.[48]

Anmerkungen

1 Walter Seitter: ›Wider das Epochen-Pathos‹; Wolfgang Welsch, ›Ach, unsere Finaldiskurse ... Wider die endlosen Reden vom Ende‹, beide in: *Zukunft oder Ende. Standpunkte-Analysen-Entwürfe*, Rudolf Maresch (Hrsg.), München 1993.

2 Diese Portion Zynismus ist es auch, die es dem Philosophen verwehrt, auf Schritt und Tritt irgendeiner von irgendwelchen Polizisten angesagten ›politischen Korrektheit‹ folgen zu müssen. Dabei handelt es sich jedoch nicht um einen absoluten Zynismus, der die Erkenntnis ethisch-politischer Problemlagen blockieren würde.

3 Ludwig Wittgenstein: *Bemerkungen über die Farben*, G.E.M. Anscombe (Hrsg.), Frankfurt/Main 1979, S.123.

4 Paul Cézanne: *Über die Kunst. Gespräche mit Gasquet und Briefe*, Hamburg 1957, S. 25.

5 Hannah Arendt: *Vita acitva oder Vom tätigen Leben*, München 1981, S. 193–207.

6 Martin Heidegger: *Gesamtausgabe*, II. Abt., Bd. 17, *Einführung in die phänomenologische Forschung*, 1923/24, Frankfurt/Main 1994.

7 Wolfgang Welsch: *Aisthesis. Grundzüge und Perspektiven der Aristotelischen Sinneslehre*, Stuttgart 1987, S. 94.

8 *Goethes Farbenlehre. Ausgewählt und eingeleitet erläutert von Rupprecht Matthaei,* Ravensburg 1971, S. 6.

9 Ebd.

10 Ebd., S. 14.

11 Ebd., S. 78.

12 Ebd., S. 83.

13 Ebd., S. 71.

14 Ebd., S. 62.

15 Ebd., S. 65.

16 Ebd., S. 71.

17 Ebd., S. 38. Zu Wittgenstein siehe Michael Huter: ›Natur der Sprache. Zu einigen Motiven bei Wittgenstein und Goethe‹, in: *Wittgenstein und Philosophie-Literatur*, W. Schmidt-Dengler, M. Huber, M. Huter (Hrsg.), Wien 1990, S. 48.

18 Ebd., S. 49.

19 Ludwig Wittgenstein (wie Anm. 3).

20 Ebd., S. 88.

21 Huter (wie Anm. 17), S. 48.

22 *Goethes Farbenlehre* (wie Anm. 8), S. 190–194.

23 Wittgenstein (wie Anm. 19), S. 22.

24 Michel Foucault: *Dits et écrits* I, Paris 1994, S. 263.

25 Michel Foucault: *Archéologie du savoir*, Paris 1969, S. 145 ff.
26 Ebd., S. 143.
27 Michel Foucault: ›Les mots et les images‹, in: Foucault (wie Anm. 24), S. 620–623.
28 Edmund Husserl: ›Analysen zur passiven Synthesis‹, in: *Husserliana*, Band XI Den Haag 1968 , S. 4.
29 Michel Foucault: *Überwachen und Strafen. Die Geburt des Gefängnisses*, Frankfurt am Main 1976, S. 207.
30 Kollegialisierung aller Aussagen und doch Vermeidung des faulen Relativismus gehören zu einer spezifisch philosophischen Erkenntnispolitik.
31 Walter Seitter: ›Physik des Sichtbaren, Politik des Sichtbaren‹ in: *Tumult. Zeitschrift für Verkehrswissenschaft* 14, 1990: ›Das Sichtbare‹.
32 Ebd.
33 Ebd.
34 ›Ohne das Sehen geht das Trinken nicht. Zur Physik des Weinglases‹, in: *Österreich für Feinschmecker*, C. Wagner und R. Sedlaczek (Hrsg.), Wien 1995.
35 Walter Seitter: ›Physik der Autobahn‹, in: *Autobahn und Medien*, PRINZGAU/podgorschek und Marc Ries (Hrsg.), Wien 1995.
36 Wolfgang Welsch: ›Künstliche Paradiese? Betrachtungen zur Welt der elektronischen Medien – und zu anderen Welten‹, in: *Paragrana: Internationale Zeitschrift für Historische Anthropologie* 4–1, 1995, S. 262.
37 Ebd.
38 Ebd., S. 263.
39 Ebd., S. 264.
40 Ebd., S. 268.
41 Helmuth Plessner: ›Die Einheit der Sinne. Grundlinien einer Ästhesiologie des Geistes‹ (1923), in: ders.: *Gesammelte Schriften* III: Anthropologie der Sinne, Frankfurt am Mai 1980.
42 Den Begriff ›Erkenntnispolitik‹ habe ich vorgeschlagen, als ich den Übergang von einer Menschendarstellungstechnik zur anderen untersucht habe: den von der Heraldik zur Statistik (mit dem Übergangsphänomen der Wissenschaftspolitik Kaiser Friedrich des Zweiten). Walter Seitter: *Menschenfassungen. Studien zur Erkenntnispolitikwissenschaft*, München 1985.
43 Helmuth Plessner: ›Macht und menschliche Natur‹, in ders.: *Gesammelte Schriften* V, Frankfurt/Main 1981.
44 Die welthistorische Durchsetzung des Bildes – gegen die beiden monotheistischen Religionen – ist wohl ein Werk des Christentums.
45 Die Berliner Reichtstags-Verhüllung im Sommer 1995 scheint mir in so eine Richtung zu gehen. Die Einbeziehung eines Staatsgebäudes und die massenhafte Publikumswirksamkeit haben die Groß-Skulptur zu einer ›Anspielung‹

auf politische Repräsentation gemacht.

46 Siehe dazu Walter Seitter: *Piero della Francesca. Parallele Farben*, Berlin 1992, S. 75 ff., sowie Marylin Aronberg Lavin et al: *Piero della Francesca a Rimini. L'affresco nel Tempio Malatestiano*, Bologna 1984; Pier Giorgio Pasini: *Piero e i Malatesti*, Milano 1992.

47 Zu diesem Gegensatz siehe Walter Seitter: ›Sehen, geben. Analytische Wandmalerei‹, in: *Anima*, Pierre Klossowski Hrsg. Johannes Gachnang Wien 1995.

48 Siehe Walter Seitter: *Distante Siegfried-Paraphrasen: Jesus, Helmbrecht, Dietrich*, Berlin 1993, S. 355–361.

Yvonne Spielmann

Bausteine zu einer Theorie intermedialer Bildgestaltung

Vor fünfundzwanzig Jahren hat Hans Magnus Enzensberger seinen vieldiskutierten ›Baukasten zu einer Theorie der Medien‹ in kritischer Distanz zu Marshall McLuhans Thesen vorgestellt.[1] Enzensberger insistiert auf der Ambivalenz der Medien. Sie betrifft die politische Dimension der elektronischen Medien einerseits und andererseits die von Enzensberger vorausschauend erkannten neuen strukturellen Eigenschaften zur Bildung von Netzwerken, die er als ein Indiz für Dezentralisierung wie Enthierarchisierung wertet. Das Neue der elektronischen Medien bestand für ihn damals in einer Struktur, die nach Interaktion ›verlangt‹ und die traditionellen Kategorien des Kunstwerkes auflöst. ›Die Medien‹, schreibt Enzensberger, ›stellen solche Objekte nicht her. Sie bringen Programme hervor‹.[2] Später, nach zwanzig Jahren Medienbeobachtung, hat Enzensberger den radikalen Schluß gezogen, daß die Neuen Medien überhaupt nicht auf Programme angewiesen seien und zum Nullmedium tendierten. Die 1970 aufgeworfene Debatte über die ›objektiv subversiven Möglichkeiten der elektronischen Medien‹ zeigt sich informiert über die Tragweite ästhetischer Konsequenzen, auf die mit Rückgriff auf Walter Benjamin exemplarisch im Medium Film hingewiesen wird.

Die Frage der Strukturveränderung, die sich am Übergang von analogen zu digitalen Verfahren abzeichnet und in allen technischen Medien niederschlägt, ist von der Debatte eines Paradigmenwechsels zu unterscheiden, wie er mit dem Aufkommen der Massenkultur seit den fünfziger Jahren (vor allem in USA) identifiziert worden ist. Für die Beschreibung der Veränderungen, die mit der Einführung des Mediums Computer auftreten, kann ein akkumulativer Begriff von Medialität, welcher die Auffassung einer akkumulativen Moderne stützt, kaum ausreichen. Hans Belting hat in seinem Buch ›Das Ende der Kunstgeschichte‹ das Konzept linear-evolutionistischer Modernität, welches gesetzmäßige Ab- und Aufeinanderfolge der Modernismen bedeutet, aufgekündigt und statt dessen einen Strukturbegriff von Moderne angelegt.[3] Belting schlägt vor, Modernität als Stil, der in einem jeweils spezifischen künstlerischen Formzusammenhang Ausdruck fand und findet, aufzufassen und nicht als Epoche. Entsprechend kann der Einsatz neuer (digitaler) Medien und Techniken mit den Kategorien Struktur und Verfahren beschrieben werden. Diese Perspektivierung lehnt sich an den russischen Formalismus und den Strukturalismus an und bedeutet, daß es nicht viel Sinn macht, an den technischen Medien, genauer ihrer Digitalisierung, einen Paradigmenwechsel ablesen zu wollen. Ausschlaggebend ist vielmehr, wie technische und stilistische Verfahren die Formen von Medialisierung implizieren, die in den visuellen Künsten zum Ausdruck kommen. In der Medienkunst zeigt die ästhetische Form intermedialer Bildgestaltung einen Strukturwandel an, der einem Bild-Wechsel gleichkommt.

Mit Intermedialität ist ein formales Verfahren gekennzeichnet, bei dem Bausteine unterschiedlicher Medien strukturell vernetzt und transformiert werden. Im Film, dem ersten technischen Medium der Moderne, das ein neues Massenmedium und eine neue Kunstform anzeigt, wird im Zeitalter der Elektronik eine Akzentverschiebung auffällig. In seiner Frühphase muß der

Film als Kunst ästhetische Eigenständigkeit gegenüber den Vereinnahmungen seitens der Literatur und des Theaters behaupten. In den fünfziger und sechziger Jahren tritt er in Konkurrenz zur bildenden Kunst, als deren Appendix der Experimentalfilm – wenn überhaupt – angesehen wird. Angesichts der heutigen Möglichkeiten elektronischer Bearbeitung setzt eine neue Phase der künstlerischen Auseinandersetzung über den Status der Bilder ein, bei der mediale Gestaltungsdifferenzen zu verschwimmen scheinen. Regisseure, die vor diesem Hintergrund der Frage nach dem Standort der Filmkunst und den Merkmalen des Filmbildes nachgehen, rekurrieren verstärkt auf diejenigen pikturalen Traditionen, in denen die Filmkunst steht. Sie sind – aus Gründen der Medienkonkurrenz – über lange Zeit weitgehend unbeachtet geblieben.

Eine Taxinomie der Bilder, wie sie Gilles Deleuze[4] in seinen Kinoschriften unternimmt, beschreibt gleichfalls ein Anliegen der Filmkünstler wie Jean-Luc Godard und Peter Greenaway. Aus der Geschichte der Malerei zieht Greenaway beispielsweise die geometrische Konstruktion der Perspektive und einen zentripetalen Bildaufbau in seinen Filmen heran, um dadurch Bildelemente zu bestimmen, woran mediale Strukturverwandtschaften zwischen dem statischen und dem bewegten Bild erkennbar werden. Mit der *Caméra pinceau*, einer von Godard wie von Greenaway favorisierten Vorstellung, die Kamera wie einen Pinsel zu handhaben, kommt eine Möglichkeit der Bildgestaltung zur Anwendung, die in ihrer technologischen Weiterführung mit der Paint Box geeignet ist, strukturelle Beziehungen zwischen verschiedenen Kunstformen herzustellen. Ein struktureller Medienvergleich verdeutlicht, wie sich der Charakter der Auseinandersetzung mit Gestaltungsfragen, Wahrnehmungsformen und pikturalen Tradition im Medium Film auf der Raum-Zeit-Achse verschoben hat. Diese Dominantenverschiebung, um mit einer Kategorie aus dem russischen Formalismus (Tynjanov) zu sprechen, bedeutet, daß die Fokussierung vom

Zeitfaktor (Prinzip der Sukzession und linearen Montage) zum Raumfaktor (Konstruktion des filmischen Simultanraumes mittels Schichtung, Inferierung) tendiert.

Medialität und Intermedialität

Mein Versuch, den Bild-Wechsel auf der Achse der Sichtbarkeit zu diskutieren, will dem akkumulativen Begriff von Medialität ebenso ausweichen wie der Ablösungsmetapher, die bei konsequenter Anwendung sogar die von Siegfried Zielinski als ›Zwischenspiele‹ apostrophierten Medien Kino und Fernsehen einspart.[5] Die Kinematographie scheint trotz ihres einhundertjährigen Bestehens geradezu zwischen die Felder der Kunst- und der Medienwissenschaft zu fallen, wie es die in neueren Medientheorien bevorzugte Perspektivierung eines unmittelbaren Übergangs von der bildenden zur Medienkunst nahelegt. Mit Blick auf Film als Kunst möchte ich den Begriff Medium zumindest aus zwei Wurzeln ziehen. Dabei handelt es sich einerseits um die Transportmetapher und ihre Radikalisierung zur Leerform[6] und andererseits um die Skiagraphia genannte Schattenschrift.

Die Verbindung von Bild und Schatten geht zurück auf den Skiagraphen Apollodoros, der in der griechischen Tafelmalerei des 5. Jahrhunderts v. Chr. den Schatten eingeführt hat und als Schöpfer der Illusionsmalerei gilt.[7] Im technischen Medium Photographie ist der Schatten mit der Schrift gebunden. Hubertus von Amelunxen zitiert in seiner Studie über die ›Erfindung der Photographie durch William Henry Fox Talbot‹ aus dessen Notiz von 1839 Talbot mit der Bemerkung über ›den photogenischen oder skiagraphischen Prozeß‹, der einer ›dauerhaften Fixierung der Schattenbilder‹ dient.[8] Das Medium als Schattenbild, das gemäß Roland Barthes die Spur des Gewesenen in der Photographie als einer Erinnerungsform vergegenwärtigt, diese Definition begründet den Zusammenhang der analogen Aufzeichnungsmedien Photographie und Film in der Graphie, und zwar zum einen als Skiagraphia (Schattenschrift); zum anderen als Kinematographie (das Schreiben mit dem Licht des Projektionsstrahls). Eisenstein nennt die Kinematographie das ›Licht der Zukunft‹ und verschränkt die Kinetik mit der Piktographie im ›Prinzip des kontinuierlichen Fließens‹, dem Kinematischen.[9] Joachim Paech hat auf die entscheidende Differenz von analog und digital, die in der Bilder-Schrift liegt, aufmerksam gemacht, denn das ›elektronische Schreiben mit Licht‹ trägt zur ›Auflösung der Differenz von Bild und Schrift zugunsten einer digitalisierten elektronischen Bilder-Schrift‹ bei. ›Die elektronischen Bilder, so viel ist klar, sind nur noch Imitationen der ontologisch begründeten fotografischen Abbildungsverfahren des Films. Das bedeutet, daß sie auch die Spur aufgegeben haben, die von den Dingen zu ihren Licht-Bildern in Fotografie und Film führte. Das Bild der Dinge braucht die Dinge selbst nicht mehr, das Bild dieser Welt benötigt die Welt nur noch als Vorwand oder energetisches Feld zur elektronischen Bildproduktion, die Spuren des Realen sind dabei, zu verwischen.‹[10] Die mnemonischen Eigenschaften (Gedächtnisspeicher) und der spiritualistische Anteil im wörtlich genommenen Medium (Übertragungsspur), beides überschneidet sich mit dem zweiten Pol, der Transportmetapher.

Strukturelle Verschiebungen des Medienbegriffs lassen sich, wie die Untersuchungen von Lorenz Engell zeigen,[11] anhand eines dreistufigen Modells vorstellen, das von der Transportmetapher, wie sie bei Jakobson vorkommt, zu ihrer kritischen Erweiterung auf die Sinne bei McLuhan folgt und als Umschlagpunkt die allumfassende Medialisierung setzt, wie sie sich in den Medientheorien von Baudrillard, Bolz, Flusser und anderen niederschlägt. Die These von Engell, daß sich das Medium Fernsehen im eigentlichen Sinne *amedial* verhält, geht eng zusammen mit Enzensbergers Beobachtung über das Nullmedium. Enzensberger sieht den ›Zustand des Nullmediums‹[12] erreicht, sobald das Neue der Neuen Medien greift, das heißt ihr Nicht-Angewiesensein auf Programme. Engells Kritik des Fernsehens als *A-Medium* entlehnt bei Lyotard die Kritik eines *akinematischen* Kinos. Das Phänomen *L'acinéma* wird von Lyotard an den äußersten Polen des Bewegungsbildes positioniert (vollständige Immobilität und Hyper-Mobilität) und weist eine auffällige Parallele zum elektronischen Bildstillstand (*still video camera*) auf, dem sogenannten ›stehenden‹ Einzelbild. Dabei schrumpft die Struktur der Bewegung zu einer hyperdynamischen Bildstelle, genauer Bildstele, was man auch eine Leer- oder Nullform nennen könnte. An dieser Stelle mag der Hinweis auf das experimentelle Feld der Film- und Medienkunst veranschaulichen, daß gerade die Setzung von Nullpunkten einen wesentlichen Faktor der künstlerischen Gestaltung bildet. Jean-Luc Godards Maxime einer beim *point zéro* anzusetzenden Filmsprache vergleichbar, hat die konstruktivistische Malerei den Regelkanon der Repräsentation deshalb aufgegeben, weil, wie Malewitsch die Suprematistische Komposition begründet, das Quadrat auf der reinen (der weißen) Fläche als die Nullform der Malerei gelten soll. Enzensberger führt selbst den Verweis auf ›jenes *Schwarze Quadrat* aus dem Jahre 1915, das, strenggenommen, alle Sendungen des Nullmediums überflüssig macht‹.[13]

Mit dem Aufkommen der Digitalisierung und den Erweiterungen der Neuen Medien kündigt sich ein Strukturwandel an, der die Transportmetapher ebenso übersteigt wie das Austauschmodell der Medienentwicklung. Digital, die Darstellung durch Ziffern, heißt ursprünglich, wie der Zahlenforscher Georg Ifrah festhält, ›mit dem Finger‹.[14] Gezählt wird im binären Modus von 0 bis 1. Ohne das Feld des Nullwertes öffnen zu können, möchte ich doch auf die Unterscheidung des mathematisch-numerischen vom poetischen Begriff verweisen. Die Dichotomie ein/aus, wie sie die digitale Technik, aber auch den Mechanismus des kinematographischen Flickers bestimmt, erfährt bei der von Julia Kristeva diskutierten Dialogizität, die auf Bachtin zurückgeht, Kritik hinsichtlich der Poetik. Mit dem

Nullwert, wie er hier für das dialogische Prinzip einsteht und als ›die poetische 0/2-Logik‹ geschrieben wird, ist eine Alternative zum Binarismus, zur monologischen ›0/1-Logik‹ gekennzeichnet.[15] Die Achsen des Dialogischen und der Ambivalenz, die nach Bachtin bedeuten, daß jedes Wort von anderen durchzogen ist, werden von Kristeva bei der Bestimmung der Intertextualität weitergeführt in die Durchdringung und Transformation von Texten durch Texte. Das Transformationspotential ist für den Begriff der Intermedialität von Belang und sedimentiert sich als poetisches Konzept am Nullpunkt der Medien.

Ein transformatives Verständnis der Medialisierung läßt sich auch aus McLuhans Bestimmung ableiten, ›denn‹, wie er sagt, ›die »Botschaft« jedes Mediums oder jeder Technik ist die Veränderung des Maßstabs, Tempos oder Schemas‹.[16] Die Tatsache, daß in seinem Evolutionsmodell dem Film die ›Botschaft‹ zukommt, ›die des Übergangs von linearer Verbindung zur Gestalt‹[17] zu sein, hat vorausweisenden Charakter auf die digitale Mediengestaltung. Der Übergang trifft auf das Verhältnis von analogen und digitalen Medien zu, wenn man berücksichtigt, daß sich ein Gestaltungswechsel von der Linearität im analogen Modus zur Verzweigung im digitalen Modus vollzogen hat. In der Computerforschung hat sich für die Verzweigung in der dreidimensionalen Darstellung visueller Information die Metapher einer kegelförmigen Baumstruktur *(cone tree)* eingeprägt. Sie soll eine Computer-Datenstruktur veranschaulichen, die non-lineares und dreidimensionales Navigieren in vernetzten Datenräumen erlaubt.[18] Auch in der bei McLuhan anschließenden Bemerkung zum ›Übergang‹, die lautet, ›wenn es funktioniert, ist es überholt‹,[19] steckt bei aller Polemik ein Vorgriff auf den Computer. Ihre Richtung zeigt die strukturelle Selbstreferentialität der Intermedialität an. Sie tritt dadurch ein, daß die Gestalt des Intermedialen allmählich schwindet, sich in den Bildprozessen auflöst, so daß die Formen der Übertragung nicht mehr wahrgenommen werden können.

Das Blue-Screen-Verfahren, bei dem in Echtzeit beispielsweise reale Personen in historische Filme eingekeyt werden können, ist von dem polnischen Künstler-Techniker Zbigniew Rybczynski – ausgehend von seinen experimentellen Filmen wie *Tango* – zu einer Bildtechnik für die Bewegungssimulation (*motion simulation*) perfektioniert worden, mit der sich bis zu einhundert Schichtungen in einer Bildeinheit nicht mehr sichtbar zusammenfügen lassen. Die üblichen Schnittstellen filmischer Montage sind bei der HDTV-Produktion *Kafka* in eine digitale Collagetechnik eingelassen und als solche in einem komprimierten ›Raum-Bild‹[20] aufgehoben. In einer unendlichen, weil simulierten Fließbewegung durch Bildräume, die das Kinematische mit dem Akinematischen verschränkt, werden die Bildtexturen der Wahrnehmbarkeit entzogen. Auch wenn der elektronische Film insgesamt nicht ohne Schnitt und Montage auskommt (weil die Darsteller in der Blue Box nicht endlos agieren können und die Bildspeicherkapazitäten begrenzt sind), so eröffnet dieses Konstruktionsverfahren ein neuartiges Bildkonzept, das nicht länger dem photographischen Bildprogramm unterliegt. Dieser auf die Konstruktion eines ›optical intellectual image‹ (Rybczynski) bezogene Ansatz führt hier im Analogen vorausgreifend vor Augen, wie das Transformationspotential des Intermedialen in der Selbstreferentialität seinen gleichzeitigen Höhe- und Schlußpunkt erreicht.

Zeit, Bewegung, Raum

Im Hinblick auf einen strukturellen Medienvergleich sind die unterschiedlichen Darstellungskonzepte von Zeit und Raum aufschlußreich, wie sie im statischen, bewegten und gerechneten Bildmodus zum Ausdruck kommen. Die künstlerischen Darstellungskonzepte des Zeitfaktors vor der Erfindung der Kinematographie hat Michael Baudson in synthetische und kinematische unterteilt: ›Das erste Bindeglied ist die Simultaneität, von der wir besonders synthetische Beispiele in der Renaissance finden. Das zweite ist die kinematische Darstellung, die die Bewegung unter anderem durch ihre Zergliederung studiert und die sich vor allem gegen Ende des 19. Jahrhunderts entwickelt.‹[21] Diese Lösung in der Malerei, ›Pluralzeit‹ und ›Singularraum‹ miteinander zu verbinden, findet eine äquivalente Fortsetzung im illusionistischen Filmraum. Der dramaturgische Einsatz von Schärfentiefe bei Orson Welles bündelt diesen Raum-Zeit-Bezug in der Einheit einer Einstellung, die als Anhäufung (Fokusverschiebung) von Vorzugsperspektiven beschrieben werden kann. Den Beispielen einer synthetischen Zeit, die sich ›als eine zeitliche Konfrontation in einem durchgehenden Raum‹[22] präsentiert, stellt Baudson die kinematische, auf Dauer ausgerichtete Darstellungsform – das ›Bewegungs-Bild‹ von Gilles Deleuze – als den im 19. Jahrhundert neuen Raum-Zeit-Bezug des Blicks gegenüber.

Dabei wird die Versuchsanordnung für den Phi-Effekt, wie er zeitgleich mit der Avantgarde von Max Wertheimer (1912) zur Beschreibung der Bewegungsillusion erforscht worden ist, in die bildnerische Komposition integriert. Die optischen Experimente zur Bewegung bilden die wesentliche Grundlage dafür, daß die Dimension der Zeit im statischen Bild kinematische Qualität annimmt, das heißt durch ihre Zergliederung dargestellt ist. Der Dimension der Zeit im statischen Bild kommt der Stellenwert zu, den entscheidenden Umschlagpunkt hinsichtlich der filmischen Montage festzuhalten. Nach Deleuze stellt die Montage die Organisationsform für Bewegungsbilder bereit, ›um an ihnen das Ganze, die Idee, das heißt ein Bild von der Zeit freizusetzen‹.[23] Den Einschnitt einer modernen Auffassung des Zeit-Raumes sieht er darin, ›die Bewegung nicht mehr auf herausgehobene Momente, sondern auf jeden beliebigen Moment zu beziehen‹.[24] Für die filmische Kategorie des Intervalls wird die aus den Experimenten von Marey und Muybridge gewonnene Erkenntnis der technischen Zusammensetzbarkeit und Zerlegbarkeit von Bewegung ebenso bedeutsam wie die von

Deleuze referierte Bergson-These: ›Die Bewegung läßt sich nicht mit Punkten in Raum oder Zeit, d. h. mit unbeweglichen »Schnitten« rekonstruieren […]: die Bewegung wird sich immer in dem Intervall zwischen ihnen ergeben, […].‹[25] In den beiden Kinoschriften (›Bewegungs-Bild‹ und ›Zeit-Bild‹) hält er zusammenfassend für die Entwicklungsgeschichte des Films fest, daß die Innovation des Mediums in der Verzeitlichung des Bildes bei gleichzeitigem Verlust der ›räumlichen Qualität‹ der Einstellung begründet liegt.

Der Einseitigkeit von Bildauffassungen kann mit der These von Fredric Jameson begegnet werden, daß im Zuge der Ausformung einer hybriden Vernetzungskultur (Stichworte: ›postmodern‹ und ›Krise der Historizität‹) eine erneute ›Verräumlichung des Zeitlichen‹ festzustellen ist. Jameson trifft eine kategoriale Unterscheidung zwischen der neuartigen Erfahrung von Zeitlichkeit zu Beginn dieses Jahrhunderts und einer seit der Konzeptkunst auftretenden ›Tendenz zur Verräumlichung‹.[26] Das Paradigma der Zeitlichkeit hält Jameson zur Kennzeichnung des modernen Innovationsschubes bereit; für die Bestimmung des intermedialen und interaktiven Bildraumes bietet sich der Terminus Verräumlichung an, der formal eine kartographische Struktur anzeigt.

Im Hinblick auf die formale Gestaltung erhält die bei Jameson angeführte Kartographie als geeignetes Darstellungskonzept Gewicht, zeitliche Erfahrung räumlich aufzuzeichnen und zu strukturieren. ›Die Ästhetik dieser neuen (und nur hypothetisch zu fassenden) Kultur möchte ich daher vorläufig als die eines Kartographierens der Wahrnehmung und der Erkenntnis *(cognitive mapping)* definieren.‹[27] Die Tauglichkeit der Metapher der kognitiven Karte für ästhetische Bildtheorien ergibt sich aus der Präferenz graphischer vor mimetischen Modulen für die Verarbeitung räumlichen Wissens. ›Mit dem Begriff der »kognitiven Karte«, wie ihn die Kognitionsforschung versteht, bezeichnet man nun genau die Repräsentation räumlicher Information im Gedächtnis.‹[28] Die Kartographie liefert den Systembegriff für die methodische Erfassung von Bildraumkonzepten in den analogen Medien. Von einer kartographischen Anlage gerechneter Bilder läßt sich im Bearbeitungsmodus der Computergrafik sprechen, die auf vermessungstechnischer Grundlage an dreidimensionaler Darstellung arbeitet.

Die kartographische Anlage des elektronischen Bildes als eine Informationsfläche spielt für Deleuze keine Rolle hinsichtlich der räumlichen Kompositorik. Das Bild der Neuen Medien ist nach Deleuze völlig der Koordinaten enthoben (vor allem seiner Vertikalität) und tendiert zu einem ›beliebigen Punkt‹. Wird dieser Punkt jedoch als eine Stelle der Verdichtung begriffen, so ist, wie noch zu zeigen sein wird, auch sein Umschlag zur Verräumlichung möglich. Die Frage, ›wie konstruiert man einen beliebigen Raum‹,[29] bleibt rhetorisch. Gemessen am Konzeptualismus, der, wie Jameson betont, bereits die erneute Wende zu einem multiplen Raum-Konzept in sich trägt,[30] bedarf das nicht zuletzt bei Deleuze vorherrschende Dualitätskonzept unter film-, aber stärker noch unter medienkritischen Gesichtspunkten einer Erweiterung zur Trinität Zeit – Bewegung – Raum.

Kategorien für einen Strukturvergleich der Medien: Bildintervall und visueller Cluster

Ein kategorialer Medienvergleich, der auf strukturelle Korrespondenzen in der Bildentwicklung ungleichzeitiger Medien einzugehen vermag, setzt für Jacques Aumont, der das Verhältnis von Film und Malerei untersucht, die Festlegung der ›einzigen historischen Ebene [voraus], wo sich beide treffen können, der Ebene des *Sichtbaren*‹.[31] Aus der Definition des ›*variablen* Auges‹ als Funktion der Malerei und Prämisse des Kinos leitet Aumont das Intervall als diejenige Bezugsgröße ab, die es erlaubt, ›die Sackgasse aller Reflexionen über den Film als *belebte Malerei*‹ zu vermeiden und stattdessen Strukturverwandtschaften hervorzuheben. Die Manifestationen des ›*varia-*

blen Auges‹ bezeichnet Aumont im Sinne Vertovs als Intervall. ›Die Malerei (oder die Photographie) treffen in der Tat quasi automatisch auf die genannte Modalität des Intervalls, wenn sie die Repräsentation der Veränderung in der Zeit frontal angehen wollen. [...] Bei all diesen Formen der Malerei (einschließlich derer, die mittels Photographien realisiert werden) bildet sich auf der Basis des Intervalls ein variabler Blick des Typs *Film* heraus.‹ In der Einführung des modernen (variablen) Auges steckt nicht nur die Aufhebung der Exaktheit in der Malkunst, vielmehr ist auch die Loslösung vom Analogiecharakter, vom skiagraphischen Modus in der Filmkunst angelegt. Die Konsequenz, die für Aumont zählt, sobald die Kunst der ›Exaktheit‹ entbunden ist, liegt in der Aneignung des ›Sehen[s] als Instrument der Erkenntnis‹. Das Intervall, und dies ist bei Aumont die aufschlußreiche These, darf nicht nur als die Grundvoraussetzung des mobilen apparativen Blicks diskutiert werden, sondern muß als ein Phänomen aufgefaßt werden, das die ›verschiedenartige‹, sprich intermediale, ›Manifestation‹ der ›raum-zeitlichen Variabilität des Blicks‹ darstellt.[32] Aumonts Zusatz, daß der Blick auf etwas gerichtet sei, was unserer Sicht zugänglich ist, bedarf einer Einschränkung hinsichtlich der dreidimensionalen Computergrafik, die gerade das unserer Sicht Unzugängliche zu simulieren in der Lage ist. Allerdings sollte hier zutreffender der raumtypologische Bildbegriff Cluster den Gestaltungsprozeß charakterisieren. Mit ihm ist neben dem Zeitfaktor eine weitere Vergleichsebene der Sichtbarkeit gezogen, worauf unterschiedliche Medien, beispielsweise Computer und Film, korrelieren (können).

Cluster, ein Begriff aus den Theorien moderner Musik zur Bezeichnung des Phänomens der Tontrauben, wird in der Definition von Ulrich Dibelius als der ›Grenzpunkt zwischen Klang und Geräusch‹ charakterisiert.[33] Übertragen auf die visuelle Gestaltung macht der Begriff Cluster Sinn, um die Simultaneität des Differenten in der Einheit einer Einstellung zu kennzeichnen. Cluster, beziehungsweise ›visueller Cluster‹ bedeutet somit eine Gleichzeitigkeit, die als innerbildliche Verschachtelung auftritt und, elektronisch unterstützt, zur absoluten, punktuellen Verdichtung strebt. Entscheidend ist, daß sie faktisch nicht als Serie, Wiederholung oder in anderer kontinuierlicher Verlaufsform stattfindet, im Gegenteil punktuell erfolgt.[34]

Die ›Tendenz zur Verräumlichung‹[35] ist im musikalischen Konzept der Cluster angelegt, sofern auf diese Weise zunehmend indifferent werdende Intervalle bewältigt werden sollen. ›Das von den Tönen einer Reihe, eines Reihenteils oder einer anderen einheitlichen Struktur besetzte Klangterrain wird als zusammengehöriger *Raum* aufgefaßt. Diese Raumeigenschaft gilt es zu verdeutlichen und auszuwerten. Auf einfachste Weise geschähe das, indem man sämtliche Töne dieses Raumes zugleich erklingen ließe. Man erhält dann einen *Cluster* [...]. Aus der Linie ist eine Fläche, ein Feld geworden. Cluster‹, schreibt Vogt weiter, ›können auch in Bewegung aufgelöst werden, in gleichmässige Glissandi, in verflochtene Bewegungen oder in ein dichtes Punktsystem – letzteres hatte der Pointillismus der Malerei auf seine Weise schon vorexerziert.‹[36] Mit dem Clusterprinzip der Neuen Musik ist ein formbildendes Strukturelement umrissen, das speziell für den Inferierungs-Modus in der elektronischen Bildgestaltung Gültigkeit erlangt.[37] Dabei werden serielle, sukzessive und andere kontinuierliche Verlaufsformen in einer neuen Montageform zu einem kartographischen Bildraum zusammengezogen. Der kinematographische Cluster veranschaulicht zweierlei: einen Verdichtungseffekt in der Bewegung, der den Raumfaktor des Bildes stärkt, und eine Technik der Vermessung, die an kartographische Praxis anschließt.

Ästhetik intermedialer Bildgestaltung

Das Verfahren der Inferierung bezeichnet eine elektronische Einfügung und kommt in Peter Greenaways Film *Prospero's Books* (1991) dadurch zur Anwendung, daß zwei Bildebenen mit harten Begrenzungskanten transparent überlagert werden. Wie auf einer Collage stoßen zwei Texturen aneinander. Durch dieses Schachtelungsverfahren, bei dem die Darstellungsebenen sich wechselseitig durchscheinend überlagern, erfährt das zentrifugale Bewegungsprinzip des Filmbildes, wie es in Eisensteins intellektueller Kinematographie der Begriffe wirksam ist, einen Richtungswechsel zum zentripetalen. Die in der einzelnen Einstellung vorgenommene innerbildliche Montage nimmt die Bildgrenze mit in die Gestaltung des Bildfeldes hinein und definiert sie homolog zur klassischen Malerei. Das Film- und Videobild verhält sich zum Betrachter hin abgeschlossen und erweitert sich kaum in den virtuellen Raum des *hors-champ*. Als ein räumliches Organisationsprinzip bestimmt Inferierung den Modus der elektronischen Montage von Bildformaten.

Die Aufzeichnungs- und Distanzierungsfunktionen des Rahmens (Kadrierungstechniken, geometrisches Fenster) liefern dem Filmkünstler Greenaway zusammen mit geometrischer Perspektive die kunsthistorische Ebene, um den filmischen Simultanraum mittels Inferierung kartographisch zu konstruieren. Unterschieden von anderen Funktionen filmischer Plastizität, der Tiefenperspektive und der *mise en abyme* (Einspiegelung des *hors-cadre*), ist die Inferierung direkt an ein Montagekonzept gebunden. In Anlehnung an Eisensteins Kollisionsmontage als ›ein Punkt, an dem durch Zusammenprall zweier Gegebenheiten ein Gedanke entsteht‹,[38] bedeutet die innerbildliche Schichtung von Rahmenfunktionen eine Verschiebung von der linearen (sukzessiven) zur simultanen Bildorganisation, die zur punktuellen Verdichtung tendiert. Dieses Bildraumkonzept kann als ein visueller Cluster beschrieben werden, der dem zentripetalen Bildaufbau der Malerei als auch der graphischen Notation (z. B. Cage) strukturverwandt ist.

Die simultane Darstellung des Sukzessiven, den Zeitfaktor aus der Malerei (Prinzip Collage) und die sukzessive Zerlegung des Simultanen, das Potential der technischen Bilder (Prinzip

Montage), faßt Greenaway mit einer strategischen Verschiebung von analog zu digital im simulierten Bildraum von *Prospero's Books* zusammen. Die Phasenphotographie zieht er als relevanten Kontext heran, um die medienspezifische Akzentverschiebung in der Bildbeschaffenheit zu veranschaulichen. *Prospero's Books* kontrastiert Bewegungsbilder des Films mit fotografischen Einzelbildern, die mit der Paint Box nachbearbeitet worden sind. Die elektronische Re-Animation eines eingefrorenen Bewegungsmoments aus der Phasenphotographie läßt sich nicht mehr mit den Kategorien der Serienfotografie erfassen. Solche digitalen Verfahren ziehen den Prozeß und das Objekt der Wiederholung in einer Bildeinheit zusammen. Auf der Oberfläche eines elektronisch angehaltenen, ›stehenden‹ Einzelbildes läuft die innerbildliche Bewegung einer Figur endlos auf derselben Position im Filmbild. Per Computeranimation generierte kontinuierliche Bewegungsabläufe im feststehenden Rahmen simulieren beispielsweise Tiere, die wie auf der Stelle laufen und die Drehbewegung einer geometrischen Figur um die eigene Achse. Die stationäre Beschleunigung bedeutet, daß die Struktur der Bewegung zwischen den Bildern schrumpft auf einen Verdichtungspunkt: zu einer hyperdynamischen Bildstelle/Bildstele. Der elektronische Bildstillstand eröffnet die Möglichkeit für simulierte Transfigurationen, die natürlichen Bewegungsarten und Gestaltveränderungen entsprechen können, aber nicht müssen. Umgekehrt zur Phasenzerlegung in der Bewegungsfotografie erfahren die computeranimierten Bilder eine extreme Beschleunigung. Wird das Bild in Segmente unterteilt, die verschiedene Tieranimationen vorstellen, so kann die Geschwindigkeit in den einzelnen Bildaussschnitten vom angehaltenen bis zum unscharfen Bewegungsbild differieren.

Unterstützt durch die Kompositionsfigur ›window‹, fügen graphische Zusätze und das ›elektronische Schreiben mit Licht‹ weitere Gestaltungselemente in die Bildschicht ein. ›Prosperos Bücher *schreiben* sich im Bild-Raum auf der Oberfläche des

Bildschirms, bilden Schichten von Bildern, zu deren EinBildungen auch die Schriften gehören, [...]. Vordergrund und Hintergrund, Verdecken und Aufdecken, Erscheinen und Verschwinden sind nurmehr Simulationen fotografischer Verfahren, die tatsächlich nur die Beschriftung einer Oberfläche ausmachen.‹[39] Die digitale Montage umschließt die textuelle Heterogenität des Collage-Prinzips. Einem digitalen Collageverfahren vergleichbar, bezieht die Inferierungstechnik in formalistisch-konstruktivistischer Tradition ihre zugrundeliegenden raumzeitlichen Konfigurationen mit in die Sichtbarkeit ein. Auf dieser Grundlage stellt Greenaway mit *Prospero's Books* ein intermediales Modell vor. Der bei ihm vorexerzierte Gestaltungswechsel von der sukzessiv-montagehaften zur simultan-collagehaften Bildorganisation macht in einem Film strukturelle Beziehungen zwischen den Medien kenntlich. Bedingt durch den Strukturwandel, der einem Bild-Wechsel gleichkommt, sind Grenzphänomene des Films angesprochen.

Das Vorführen filmischer Mechanismen hakt bei den Konstitutionsbedinungen des Bewegungsbildes ein, wenn Greenaway in der Lichtkonzeption seines Films *A Zed & Two Noughts* (1985) die aus dem Experimentalfilm übernommene Modellierung des Projektorstrahls zum Ausdruck bringt. Sein struktureller Ansatz veranschaulicht mit dem ›Impuls zu sehen‹[40] den Flicker-Effekt und das Intervall-Konzept. Der in Greenaways Lichtkonzept angelegte Formalismus operiert entlang des Wechsels ein/aus. Das Nichtbild, dargestellt durch das Bild einer gerahmten weißen Plakatwand/Leinwand, bildet die visuelle Leerstelle[41] und formt den Gegenpol zum Schwarzfilm, ebenfalls ein Nichtbild. Den Flicker setzt Greenaway unmittelbar konzeptuell ein, sobald seine Kamera den Standort der Leinwand bezieht und den Lichtimpuls im Projektorstrahl während der Kinovorführung erfaßt, die als Film im Film abläuft. Derselbe Evolutionsfilm ist hiervon getrennt auf einem Monitor zu sehen, so daß auf dispositiver Ebene ein interner Vergleich über

Bildtypen angestellt werden kann. Das bewegte Innenbild reflektiert die Binnenstruktur des Mediums Film: Bewegung und Zeitlichkeit. Strukturell muß dieser intermediale Diskurs als Indiz für eine Verschiebung auf der Achse der Sichtbarkeit verstanden werden. Das bildintegrierte Monitorbild trägt eine doppelte visuelle Metapher in sich: Diegetisch ist diese gerahmte Bildstelle dem Prinzip der *mise en abyme* (der Einspiegelung des Außerhalb) verpflichtet; bezogen auf den televisionären Status kommt ihr jedoch die extra-diegetische Funktion einer Inferierung zu.

Sichtbar gemacht, betrifft die Auseinandersetzung mit der Historizität von Bildtechniken bei Peter Greenaway die Formgesetze. Das Motiv einer formalen Befragung der Geschichtlichkeit des filmischen wie des digitalen Bildes liegt darin begründet, daß auf der historischen Folie der Sichtbarkeit Aufschluß gewonnen werden kann über Konstruktionsregeln und Kompositionstechniken. Greenaways konzeptueller Hang zur Sichtbarkeit findet bereits in dem frühen Experimentalfilm *Vertical Features Remake* (1978) Form, einem filmischen Diskurs zur Kadrierung, der die vertikale Bildbegrenzung einer Strukturanalyse unterzieht. Bei diesen Verfahren verlängert sich das strukturelle Interesse an Format und Rahmen von der Bildkomposition bis in das Konzept einer in den Koordinaten des Sehgitters gefesselten Kamera, deren Mobilität sich in der Beschreibung von Vertikalen und Horizontalen erschöpft. Dabei kann auf historische Bezugspunkte in der formalistischen Sprache des Bildes verwiesen werden. Einerseits auf die Dynamik der Vertikalen bei dem Fotografen Rodtschenko und andererseits auf Eisenstein, der in seinem Plädoyer für eine quadratische Leinwand die ›Vertikalisierung‹ des Gesichtsfeldes favorisiert.[42]

Der strukturelle Film *Vertical Features Remake* erforscht die Vertikale als die ins Bild hineingenommene Bildgrenze und offenbart in der innerfilmisch vorgenommenen Strukturanalyse das Eisensteinsche Quadrat als die übergreifende Form, die hier aus zwei vertikal und zwei horizontal geschriebenen Ziffern 1 gebildet wird. Begründet wird das Quadratformat damit, daß die Fläche symmetrisch aufgeteilt werden kann und die Diagonalen sich im zentralen Bild kreuzen. Mit dem Kunstgriff, aus der Zusammensetzung und Zerlegung des Quadrats die Grundform des in *Vertical Features Remake* rekonstruierten Projekts ›vertical lists‹ abzuleiten, schafft sich Greenaway den strukturellen Vorwand, seine Filmstudien zur Vertikalität in der Landschaft vorzuführen. Filmisch vorgetragen, folgt die Argumentation für eine formalistische Ästhetik Rodtschenkos Lineismus bis in die Diagonale, die dem Film seine Zentralität und Reversibilität liefert. Durchgängige Vertikalität in Greenaways Landschaftsbild, das zuweilen Horizontalen zum Gitter ergänzen, verifiziert Eisensteins Konzept des dynamischen Quadrats trotz standardisierten Leinwandformats: dem Rechteck. Greenaways Vertikalkompositionen im Querformat können als Gegenbewegung zur horizontalen Ausrichtung des Filmbildes gelesen werden, so daß im Sinne Eisensteins ein Konflikt zwischen der Dominanten, der Horizontalen und ihrer vertikalen Befragung aufgebaut wird.

Das Bildfeld, nach Deleuze von den beiden Tendenzen Sättigung und Verknappung beherrscht, erfährt bei Greenaway eine Extrembehandlung: einerseits eine ›Sättigung‹ bis zum visuellen Cluster und andererseits die ›Verknappung‹ zur leeren Leinwand. Deleuze zufolge setzt eine ›Pädagogik des Bildes‹ ein, sobald ›diese Funktion explizit gemacht wird und das Bildfeld den Wert einer opaken Informationsfläche gewinnt, die bald im Übermaß gesättigt, bald auf die Leere, auf die schwarze oder weiße Projektionsfläche reduziert ist‹.[43] Die Entgegnung der Cluster besteht in der vollständigen Entleerung des Bildes, nämlich der Konzentration auf die reine Projektionsfläche und ihre Begrenzung.

Den Zwischenschritt zum Cluster vollzieht das bei Greenaway in mehreren Facetten vorgeführte Fading. Die Techniken des Ein- und Ausblendens im Film und in der Musik (›fade in‹ und ›fade out‹) sind in der Vergegenwärtigung des Intervall-Konzepts auf die Polarität von Bild (Ein) und Nichtbild (Aus) übertragen. Das abrupte Auslöschen von Bildern kann durch den Einsatz von Schwarzfilm (*Vertical Features*) oder das Bild einer abgefilmten geweißten Leinwandfläche (*A Zed & Two Noughts*) dargestellt sein. Narrativ eingebunden, spielt das prozessuale Fading mit dem Zeitfaktor im Film (*Vertical Features, A Walk Through H*), wenn zwischen dem Sichtbaren und dem Nicht-Sichtbaren ein sukzessiver Austausch stattfindet.

Das Verblassen der Bilder tritt beispielsweise in dem Kurzfilm *A Walk Through H* auf, sobald die Kamera, die eine imaginäre Reise beschreibt, eine Reihe von 92 gemalten Bildoberflächen, die der Erzähler Karten nennt, zu langsam und nicht mit der nowendigen ›Reisegeschwindigkeit‹ abtastet, beziehungsweise abfilmt. ›Überfliegt‹ die Kamera deren Bildoberfläche zu langsam, dann büßen sie ihre kartographische Qualität ein. Die Kartenoberfläche verblaßt und transformiert zu einem Zeichen, worin die Figur eines in Aufsicht wiedergegebenen ›windmill skeleton‹ erkennbar wird. Die Transformation auf der Bildoberfläche, die bedeutet, daß das ursprüngliche Bild in einem anderen verschwindet, weist im analogen bereits auf den digitalen Modus von Gestaltveränderungen und Geschwindigkeitsdifferenzen hin. Durch den Transformationsprozeß selbst wird eine Differenzqualität von Oberflächen- zu Tiefenschicht entfaltet. Sie spricht auf ästhetischer Ebene intertextuelle Verfahren an, wie sie als die Relation zwischen (Text-)Schichtungen verstanden werden. Auf mnemotechnischer Stufe erinnert das Fading an Freuds Modell des ›Wunderblocks‹,[44] womit Gedächtnisleistungen (Speichern und Löschen) in der Metaphorik von Schichten vorgestellt sind. Die Beschreibungen intertextueller und intrapsychischer Austauschprozesse sind bei Greenaway im filmischen Verfahren des Fading materialisiert und konfiguriert. Filmtechnisch eine Überblendung, repräsentiert das Fading eine

Fokusverschiebung von der kartographisch lesbaren Oberflächenschicht des Bildes zu seiner Tiefenschicht. Sie offenbart mit der Figur der in Aufsicht wiedergegebenen Windmühlenflügel das sichtbare Zeichen für die aviatische Perspektive dieses Films.

›Optische Ent-Täuschungen‹,[45] wie sie durch Setzungen am Nullpunkt der Kinematographie hervorgerufen werden, durchkreuzen – wie bei jeder experimentellen Versuchsreihe – gewohntes Filmverstehen. Film als Verfahren, Film als experimentelle Versuchsanordnung, diese Maxime leitet gleichermaßen die formale Richtung des Experimentalfilms und Jean-Luc Godards analytische Filmpraxis. Der bei Greenaway sichtbar gemachte Nullpunkt filmischer Darstellung ist Godards Anspruch einer beim *point zéro* anzusetzenden Filmsprache verwandt. Den Grundgedanken konzeptueller Filmkunst bringt Greenaway erneut zur Ausführung, indem er die Bausteine der Kinematographie zerlegt und sie einzeln zur Sichtbarkeit zwingt. Filmhistorisch sind die Auslotungen der Grenzen des Sichtbaren solchen Wahrnehmungsexperimenten verpflichtet, wie sie durch die strukturellen Filme von Michael Snow, Paul Sharits oder Ken Jacobs bekannt geworden sind. Auch wenn Greenaway nicht unmittelbar zum Kreis der strukturellen Filmkünstler zählt, arbeiten seine frühen Filme mit den gleichen Konstruktionsprinzipien. Entscheidender als Bewegung ist ein formalistischer Bildaufbau innerhalb einer mathematischen Logik, welcher Figuren und Rhythmus, Raum und Zeit untergeordnet werden. Den Filminhalt bestimmt die Explikation einer äußeren Struktur: einer numerischen oder geometrischen Folge, eines seriellen oder aleatorischen Prinzips oder aufgestellter Spielregeln. Allerdings hält Greenaway – im Unterschied zum Experimentalfilm – den rigorosen Formrahmen in Spannung zur Darstellung von Extremthematiken: von rätselhaften Mordgeschichten (*The Draughtsman's Contract*) oder ungewöhnlichen Todesfällen (*Windows, Drowning By Num-*

bers, The Falls), wobei eine festgelegte formale Struktur auf allen Gestaltungsebenen erhalten bleibt.

Anmerkungen

1 Hans Magnus Enzensberger: ›Baukasten zu einer Theorie der Medien‹, in: *Kursbuch* 20, 1970, S. 159–186.

2 Enzensberger (wie Anm. 1), S. 184.

3 Hans Belting: *Das Ende der Kunstgeschichte. Eine Revision nach zehn Jahren*, München 1985.

4 Gilles Deleuze: *Das Bewegungs-Bild. Kino 1*, Frankfurt/Main 1989; ders., *Das Zeit-Bild. Kino 2*, Frankfurt/Main 1991.

5 Siegfried Zielinski: *Audiovisionen. Kino und Fernsehen als Zwischenspiele in der Geschichte*, Reinbek bei Hamburg 1989.

6 Enzensberger (wie Anm. 1).

7 Ernst Pfuhl: *Malerei und Zeichnung der Griechen*, Rom 1969, Bd. II, S. 674 ff.

8 Hubertus v. Amelunxen: *Die aufgehobene Zeit. Die Erfindung der Photographie durch William Henry Fox Talbot*, Berlin 1988, S. 26.

9 Sergej Eisenstein: *Eine nicht gleichmütige Natur*, Berlin 1980, S. 49.

10 Joachim Paech: ›Der Schatten der Schrift auf dem Bild. Vom filmischen zum elektronischen »Schreiben mit Licht« oder »L'image menacé par l'écriture et sauvé par l'image même«‹, in: *Der Entzug der Bilder. Visuelle Realitäten*, Michael Wetzel und Herta Wolf (Hrsg.), München 1984, S. 213–233, S. 231.

11 Lorenz Engell: ›Das Amedium. Grundbegriffe des Fernsehens in Auflösung: Ereignis, Erzählung‹ in: *montage/av*, 5/1/1996, S. 129–153.

12 Hans Magnus Enzensberger: ›Die vollkommene Leere‹, in: *Der Spiegel* Nr. 20, 1988, S. 234–244, S. 238.

13 Enzensberger (wie Anm. 12), S. 244.

14 Georges Ifrah: *Universalgeschichte der Zahlen*, Frankfurt, New York 1986: Campus, S. 83.

15 Julia Kristeva: ›Bachtin, das Wort, der Dialog und der Roman‹, in: *Literaturwissenschaft und Linguistik*, Band 3, Jens Ihwe (Hrsg.), Frankfurt 1972, S. 345–375, S. 353.

16 Marshall McLuhan: *Die magischen Kanäle*, Dresden und Basel 1994, S. 22.

17 McLuhan (wie Anm. 16), S. 29.

18 George. G. Robertson, Stuart K. Card, Jock D. Mackinlay: ›Information Visualization using 3D Interactive Animation‹, in: *Communications of the ACM*, April 1993, Nr. 36, 4, S. 57–71.

19 McLuhan (wie Anm. 17).

20 Vgl. die Begriffe Bewegungs-Bild und Zeit-Bild bei Deleuze (wie Anm. 4).

21 Michael Baudson: ›Pluralzeit – Singularraum‹, in: Baudson (Hrsg.), *Zeit. Die*

vierte Dimension in der Kunst, Weinheim 1985: *Acta Humaniora der VCH*, S. 109–113, S. 109.

22 Baudson (wie Anm. 21), S. 113.

23 Deleuze 1989 (wie Anm. 4), S. 49.

24 Deleuze 1989 (wie Anm. 4), S. 17.

25 Deleuze 1989 (wie Anm. 4), S. 13.

26 Frederic Jameson: ›Postmoderne und Utopie‹, in: *Postmoderne - globale Differenz*, Robert Weimann und Hans Ulrich Gumbrecht (Hrsg.), Frankfurt 1991, S. 73–109.

27 Frederic Jameson: ›*Postmoderne - Zur Logik der Kultur im Spätkapitalismus*‹, in: *Postmoderne. Zeichen eines kulturellen Wandels*, Andreas Huyssen und Klaus R. Scherpe (Hrsg.), Reinbek bei Hamburg 1986, S. 45–102, S. 96.

28 Anton Hartl: ›Kognitive Karten und kognitives Kartieren‹, in: Christian Freska und Christopher Habel, Repräsentation und Verarbeitung räumlichen Wissens, Berlin u.a. 1990, S. 34–46, S. 34.

29 Deleuze 1989 (wie Anm. 4), S. 155.

30 Jameson (wie Anm. 26).

31 Jacques Aumont: ›Projektor und Pinsel. Zum Verhältnis von Malerei und Film‹, in: *montage/av*, 1/1/1992, S. 77–89, S. 79.

32 Aumont (wie Anm. 31), S. 80–87.

33 Ulrich Dibelius: *Moderne Musik I. 1945–1965*, München und Zürich 1984.

34 Yvonne Spielmann: ›Zeit, Bewegung, Raum. Bildintervall und visueller Cluster‹, in: *montage/av*, 2/2/1993, S. 49–68.

35 Vgl. Jameson (wie Anm. 26, 27).

36 Hans Vogt: *Neue Musik seit 1945*, unter Mitarbeit von Maja Bard, Mathias Bielitz, Hans Peter Haller, Hans-Peter Raiß, Angelus Seipt, Stuttgart 1982, S. 123 f.

37 Den Begriff der Inferierung (lat. infere = hineintragen, zufügen, folgern und franz. inférer = folgern, schließen) schlage ich für die Diskussion intermedialer Bildgestaltung vor, um eine besondere Form der elektronischen Einfügung zu kennzeichnen, die mit der Rahmenfunktion arbeitet und ein räumliches Schachtelungsprinzip darstellt.

38 Sergej Eisenstein: ›Jenseits der Einstellung‹, in: ders: *Das dynamische Quadrat*, Leipzig 1988, S. 72–89, S. 81.

39 Paech (wie Anm. 10), S. 230.

40 Rosalind Krauss: *Der Impuls zu sehen*, Bern 1988.

41 Wolfgang Kemp: ›Verständlichkeit und Spannung. Über Leerstellen in der Malerei des 19. Jahrhunderts‹, in: ders. (Hrsg.): *Der Betrachter ist im Bild*, Köln 1985, S. 253–278.

42 Eisenstein (wie Anm. 9).

43 Deleuze 1989 (wie Anm. 4), S. 28.

44 Sigmund Freud: ›*Notiz über den ›Wunderblock*‹, in ders.:*Gesammelte Werke*, Band 14, Frankfurt 1968.

45 Gertrud Koch, ›*Die optische Ent-Täuschung*‹, in: *Kunst mit Eigen-Sinn*, Silvia Eiblmayr, Valie Export und Monika Prischl-Maier (Hrsg.), Wien und München 1985, S. o.

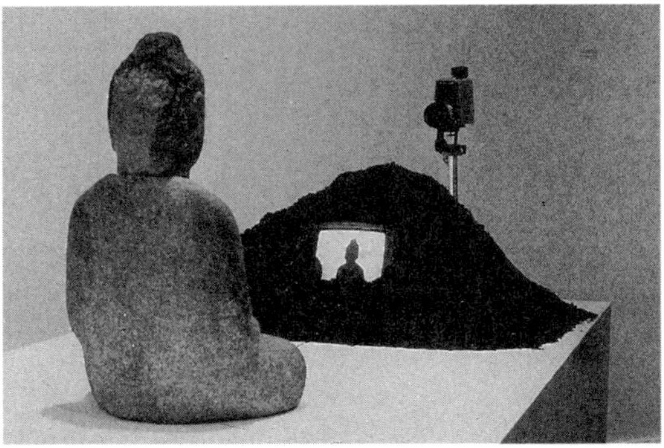

Abb. 1. Nam June Paik: *TV Buddha Nr. X*, steinerne koreanische Buddhastatue aus dem 7. Jh,. Monitor, Kamera, Erde, Installation im Whitney Museum of American Art, New York 1982.

Monika Wagner
Authentizitätsversprechen medialer Bilder und physischer Stoffe

Parallel zum Einzug neuer Medien in den Sektor ›Kunst‹ haben rohe, oftmals unbearbeitete Stoffe der Natur den musealen Bereich erobert. Dadurch wird die alte Debatte um das Verhältnis von Form und Materie neu belebt, die das Problem des Authentischen, der kunstvollen Form einerseits, des natürlichen Stoffes andererseits, berührt. Nam June Paik hatte diese Beziehung in seinen Variationen des TV-Buddha mit dem Monitor in einem Steinhaufen oder Erdhügel (Abb. 1) schon früh thematisiert.[1] Die Ausstellung derartiger Arbeiten im Kunstraum verhindert allerdings, daß die Eigenschaften der Naturstoffe, ihre physische Beschaffenheit – etwa die Härte der Steine, oder die Weichheit der amorphen Erde – mit anderen Sinnen als dem Auge wahrgenommen werden.[2]

Träume vom immateriellen Bild

Daß Medienbildern im musealen Bereich der Status von Kunst zugesprochen wird, ist weniger überraschend als die Umwertung roher Naturstoffe zu Kunstwerken. Denn über einen außerordentlich langen Zeitraum ging es in einer endlosen Kette – angefangen von Plato, über Plinius, Ovid, Vasari,

Goethe, Schiller usw., vereinzelt sogar bis in das 20. Jahrhundert hinein – in der europäischen Kunstdebatte immer wieder um die Unterwerfung des Materials unter die Form. In einem Gewaltakt,[3] so formulierte z. B. Schiller, ›besteht das eigentliche Kunstgeheimnis des Meisters, daß er den Stoff durch die Form vertilgt‹.[4]

In den Licht-Bildern der neuen Medien scheint diese Stoffvertilgung vollkommen gelungen. Im Unterschied zum Gemälde tritt Farbe in ihnen frei von materialen Pigmenten auf, die lange Zeit als notwendiges Übel der Malerfarben betrachtet worden waren. In der nachmittelalterlichen Malerei veränderte die Farbe auf dem Weg von der Palette zur Leinwand ihren Status: Aus der Farbpaste wurde eine farbige Erscheinung; darin lag ein Indikator für die Überführung des Materials in Form und damit eine Bedingung für das Gelingen des Gemäldes.

Die Bilder der neuen Medien haben keine haptischen Eigenschaften, keine physische Qualitäten des Malmaterials zu überwinden, sie erscheinen von vornherein als *Taten des Lichtes*, wie Goethe die Farben unter Absehung ihrer Materialität rühmte[5] und wie sie etwa Philipp Otto Runge zur gleichen Zeit mit den zwangsläufig unvollkommenen Mitteln des Malers durch feinste Lasuren zu erzeugen suchte.

Vom Triumph über das jahrhundertelang als niedrig angesehene Material rührt offenbar auch das Zelebrieren der *immateriellen* Bilder in der gegenwärtigen Kunstdebatte, eine Position, die allerdings spätestens seit der Mitte des 19. Jahrhunderts nicht mehr den physikalischen Erkenntnissen über Materie entspricht.[6] Mit der behaupteten Immaterialität der Bilder wird der alte Schöpfungsmythos von der Überwindung des niedrigen, stets weiblich gedachten Materials durch den formgebenden Künstler in die Gegenwart fortgeschrieben. Die Rede vom vermeintlich immateriellen Bild, dessen ephemere Erscheinung nur dem Auge zugänglich ist, enthält darüber hinaus den Sieg des Visus über alle anderen Sinne. ›Das Gesicht‹, plagiierte Goethe,

›verfeinert sich über die Materie und nähert sich den Fähigkeiten des Geistes an.‹[7] Das entsprach der traditionellen europäischen Hierarchie der Sinne, in der das Auge die Materie überwindet, der Tastsinn dagegen lediglich die Materie faßt und daher auf der niedersten Stufe sinnlicher Wahrnehmung angesiedelt war.[8] In dieser Tradition betrachtet, sind die ›immateriellen‹ Bilder der neuen Medien die Einlösung eines uralten Wunschbildes, gleichsam das Werk eines ›Raffael ohne Hände‹,[9] das sich aber dennoch anschaulich manifestiert. Ganz im Gegensatz zu dieser Tradition der immateriellen Bilder, als deren Einlösung die energetischen Licht-Bilder der neuen Medien erscheinen, haftet zumindest denen, die einen Monitor benutzen, jedoch das Odium eines niederen, alltäglichen Gebrauches samt der Machtstrukturen der Medienindustrie an. Der soziale Gebrauch des Fernsehers außerhalb der Kunstsphäre hat sich dem Monitor übertragen, selbst wenn sich auf ihm ganz anderes zeigt als die tägliche Mischung aus Horrordokumentation und Unterhaltung.

›Echter‹ Naturstoff

Die gegenläufige Tendenz in den Künsten setzt angesichts der flüchtigen Allgegenwart visueller Bilder im täglichen Mediengebrauch nicht auf die ›Immaterialien‹, sondern auf die physischen Qualitäten der Stoffe. Seit geraumer Zeit gleichen Ausstellungen von Gegenwartskunst gigantischen Matriallagern aus ungehobelten Holzstämmen, rohen Steinhaufen, aus Torfwänden, Erdschüttungen Pflanzenansammlungen oder toten Tieren; bisweilen nehmen Museumsabteilungen für moderne Kunst den Charakter von Naturalienkabinetten an. Walter de Marias inzwischen nahezu klassischer New Yorker *Earth Room* von 1977 mit dem amorphen Stoff Erde, seine *5 Kontinente Skulptur* mit 387 Tonnen weißen Marmorbrocken im Museumsraum (Abb. 2) und John Olsens Sammlung von Mövenkadavern und -skeletten (Abb. 3) im Dänischen Pavillon der Biennale in Venedig 1995[10]

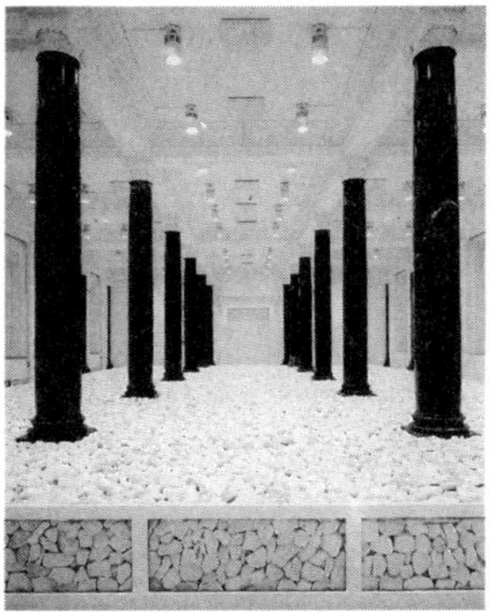 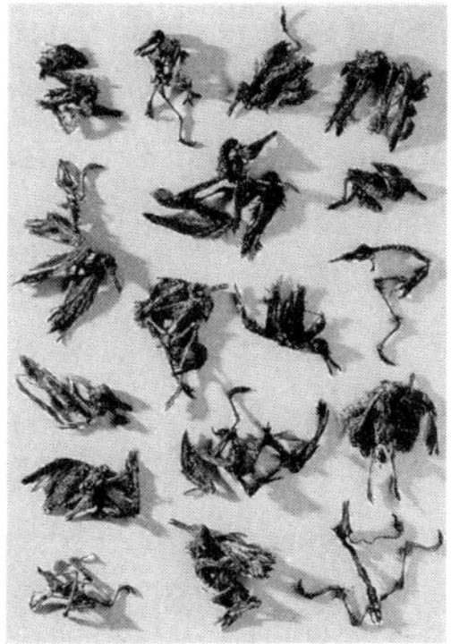

Abb. 2. Walter de Maria: *5 Kontinente Skulptur*, 325 Tonnen Bruchsteine aus Marmor und Quarz, Installation in der Staatsgalerie Stuttgart, 1987–88.
Abb. 3. John Olsen: *Kalligraphie des Transitorischen*, Assemblage aus Mövenkadavern, 200 × 300 × 10 cm (Ausschnitt), Biennale, Venedig 1995.

mögen als Beispiele für diesen großen Bereich zeitgenössischer Kunst stehen. In solchen Arbeiten dominiert die physische Präsenz der Materialien mit ihren spezifischen Eigenschaften. Sie dienen nicht der Darstellung von etwas anderem als dem, was sie zugleich auch sind. Im Unterschied zu den materialen Eigenschaften der Farbe müssen sie daher auch nicht verschwinden. Im Gegenteil, sie übernehmen im Verhältnis zur Flüchtigkeit der Bildmedien die Rolle der beständigen Materie oder betonen gegenüber den glatten Oberflächen den langsamen Prozeß der sich zersetzenden Stoffe. Vor allem die Stoffe der Primärnatur erscheinen *im Zeitalter ihrer technischen Reproduzierbarkeit* [11] als unhintergehbare Garanten einer ›wirklichen Wirklichkeit‹, die allerdings fremd zu werden droht. Wenn man im Alltag nicht mehr unterscheiden kann, ob man auf dem fünfzigsten Breitengrad unter Palmen oder lediglich Palmenformen sitzt, übernimmt das Kunstmuseum langsam die Aufgabe eines Naturreservates. Gerade deshalb können Naturstoffe, isoliert und dekontextualisiert, Bedeutung gewinnen,[12] die über ihre Funktion und Geschichte außerhalb des Kunstraumes hinausgeht.

Die seit der Entstehung der Pop Art in den späten 50er Jahren rasant beschleunigte Veränderung ist nicht unabhängig von der Expansion der ephemeren Bildmedien, dem Problem ihrer Glaubwürdigkeit und der sukzessiven Marginalisierung traditioneller Bildmedien im Alltag zu sehen. Das mag ein Blick in die Mitte des 19. Jahrhunderts, speziell auf das Jahr 1851, erläutern.

Medialisierung der Waren

Das Jahr 1851 ist durch ein enormes Bedürfnis nach Bildern markiert. Anläßlich der ersten Weltausstellung in London wurden unvorstellbare Mengen von Material in Form von Rohstoffen und vor allem von Waren an einem einzigen Ort versammelt und zur Schau gestellt. Der gigantische Aufwand, die Dinge über Wasser und Land zu transportieren, geschah einzig zu dem Zweck, daß sie in London konkurrierend gesehen werden sollten. Aber selbst für trainierte Schaulustige enthielt der Kristallpalast eine überwältigende Fülle an Exponaten. Sämtliche zeitgenössischen Berichterstatter beklagten die Überforderung der visuellen Wahrnehmungsfähigkeit, ein Topos, der sich dann als Großstadtkritik durch die zweite Hälfte des 19. Jahrhunderts zog. Anläßlich der Weltausstellung begegneten verschiedene Modelle dem dringenden Desiderat, das Sehen zu organisieren. Als pragmatischste Lösung nahm die *Nationalzeitung* ihre potentiell reisenden Leser bei der Hand: ›Wir kaufen für einen Schilling einen Katalog und lassen uns auf der nächsten Bank nieder.‹[13] Bänke waren im Transept, dem zentralen und repräsentativsten Bereich des Kristallpalastes aufgestellt (Abb. 4). Hier konnte man an der Aura der Inszenierung teilhaben und die verstreuten Exponate in aller Ruhe in den Holzstichen des Kataloges betrachten.[14] Zu den Vorteilen der Betrachtung im Bild gehörte u. a., daß die Repräsentationen der Dinge unabhängig von ermüdeten Füßen, vom Gedränge und der zufälligen Beleuchtungssituation zu genießen waren. Vor allem aber ließ sich auf diese Weise jeder Gegenstand in *gleicher Größe*, in *allen*

Details und so *lange* man wollte, begutachten. Von Gewicht und sonstigen Materialeigenschaften befreit, fanden die Darstellung eines gußeisernen Dampfwebstuhles neben einer bronzevergoldeten russischen Straßenlaterne, oder fünf englische Brot-, Dessert- oder Käsemesser mit Elfenbeingriffen und polierten Stahlklingen neben einer Badezimmerverkleidung aus Schiefer mit marmorimitierendem Überzug (Abb. 5) auf dem Schoß des Betrachters Platz. Im Bild ließen sich die ›Wunder des menschlichen Geistes‹ über Seiten hinweg in immer neue Vergleiche und Nachbarschaften bringen.[15]

Während im Kristallpalast die physischen Dinge um die Aufmerksamkeit der Besucher wetteiferten, und die Ausstellungsorganisation mit den Industriellen oft genug in Streit um die Präsentation geriet, vereinheitlichte der Katalog alle Gegenstände. Auf diese Weise stellen die Bilder eine fiktive, aber überaus handliche ›Ordnung der Dinge‹ in einer unüberschaubaren Ansammlung von Waren aus den verschiedensten Materialien her. Die simplen Holzstiche, brachten alles auf einen ›Nennwert‹, während die Materialinformationen nur in den Begleittexten nachzulesen waren.

Die Bilder machten die Fülle der Exponate der Weltausstellung verfügbar. Das schien für die Situation der Ausstellung plausibel, in der die Waren ihren Gebrauchswert nicht entfalten, sie weder gekauft noch befühlt oder sonstwie getestet werden

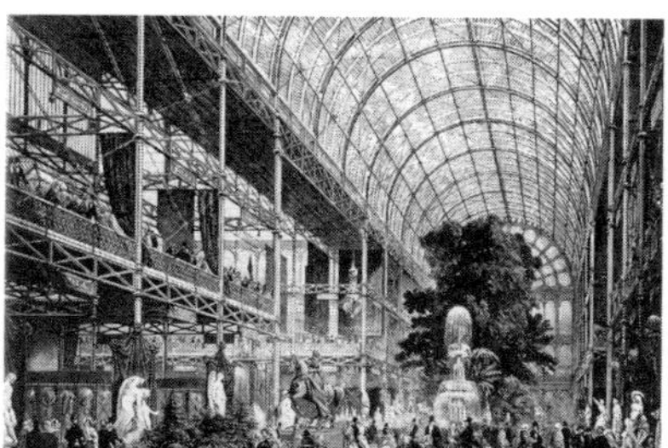

Abb. 4. Blick in den Transept des Kristallpalastes, London 1851, Holzstich.

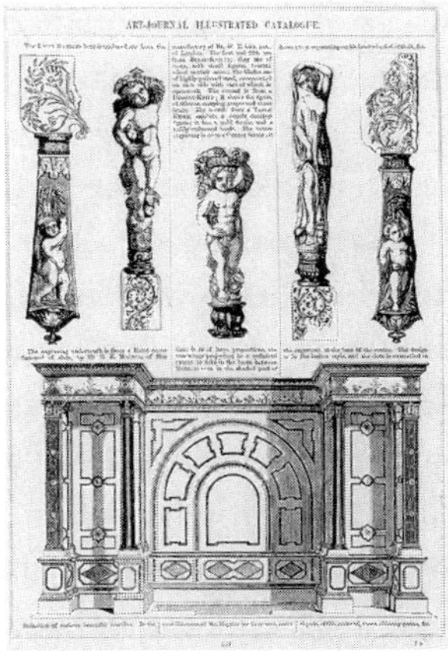

Abb. 5. Seite aus dem Illustrierten Katalog der Weltausstellung 1851: 5 Messergriffe aus verschiedenen Materialien, Wandverkleidung für ein Badezimmer aus Schiefer mit Marmorimitat, Holzstich.

konnten. Dadurch wurden die Bilder zu den ›eigentlichen Trophäen aus den *Siegesschlachten* des Geistes über die Materie‹.[16] (Interessanterweise wurden die Ausgangspunkte dieser Siegesschlachten, die Rohstoffe, nie abgebildet; ihre Ausstellung sollte jedoch im Verhältnis zu den Waren die ›Vertilgung‹ der Materie und damit den Leistungsstand der Industrie demonstrieren.) Indien, die ›Wiege der menschlichen Gattung‹ habe man, so konstatierte Théophile Gautier anläßlich der Londoner Ausstellung sarkastisch, nicht nur in Kästen, sondern auch in ›den Katalog gepackt, mit demselben Phlegma wie die Messer aus Sheffield oder Birmingham‹.[17]

Anläßlich der ersten Weltausstellung zeigte sich ein qualitativer Sprung im Anteil der Bilder an den Informationen. Diese Bilder standen für die Unabhängigkeit von den Fesseln der Materie, sie lösten die Dinge vom Ort und ließen sie ubiquitär werden. Trotzdem – oder gerade deshalb – wurden die Illustrationen als authentische Quelle der Information verstanden. Wie die Fotografie isolierten sie Stück für Stück aus der Masse des Sichtbarem und zeigten auch das, was sich den zufälligen Blicken und der konkreten Wahrnehmungssituation entzog.

Die weitere Entwicklung der Fotografie als authentischem ›Abdruck der Natur‹, verstärkte die hier vertretene Auffassung, im Medium des Bildes sehe man besser als vor Ort. Die Fotografie, so argumentierte neben vielen anderen der englische Orientfotograf Francis Frith in den 50er Jahren, sei insofern informativer als die Wirklichkeit, als die fotografischen Bilder uns ›genauere Vorstellungen ... vermittelt haben als die Betrachtung der Dinge selbst‹. Das Bild enthülle dem Betrachter mehr ›als wenn er in Gegenwart der Objekte selbst von den allgemeinen Eindrücken überflutet ... wird‹.[18] Daher kann eine *Bilderreise* [19] etwa nach Ägypten – und hier wiederholt sich das Argument der Gazetten für die Betrachtung der Weltausstellung im Katalog – bessere Ägyptenkenner hervorbringen als die beschwerliche Reise. Frith brichtete von den Bedingungen seiner Pyramidenaufnahmen im August 1859: ›Wir wurden von Sandflöhen förmlich aufgefressen, das Wasser war furchtbar schlecht und die Hitze groß.‹ Aber, so heißt es weiter ›ich habe großartige Bilder in der größten Mittagshitze aufgenommen‹.[20] Solche Bilder blieben frei von all den Beschwernissen ihrer Entstehung, von Hitze, Stechmücken, Schmutz und Gestank, die vor Ort am genußvollen Sehen hinderten. Sie vermittelten ›authentische‹ Realitätseindrücke ohne die lästigen Erfahrungen der übrigen Sinne. Die zugrunde gelegte Authentizitätsvorstellung war ausschließlich auf optische Wahrnehmung ausgerichtet.

Spuren des Künstlers

Zur ersten Weltausstellung waren bezeichnenderweise keine Bilder zugelassen, die im zeitgenössischen Verständnis den Status von Kunstwerken besaßen, sondern ausschließlich reproduzierbare und somit potentiell der Industrialisierung zugängliche Werke. Konkret bedeutete das: im Kristallpalast waren vor allem Skulpturen ausgestellt. Die Entscheidung des Ausstellungskommittees, keine Gemälde zuzulassen, wurde von der zeitgenössischen Presse ausdrücklich gutgeheißen. Denn die Verdienste der Malerei ›unterscheiden sich in jeder Hinsicht von denjenigen der riesigen Sammlung im Hyde Park‹. Nicht im ›Aufruhr und Wettkampf der nationalen Industrien‹ sei sie angemessen zu betrachten, sondern nur in ›den ihr adäquaten Schlupfwinkeln‹.[21] Die Beurteilung verwundert kaum, besaß Paxtons Halle aus Glas und Eisen doch noch nicht einmal Wände im tradierten Sinn, die ein Bild als ›Fenster zur Welt‹ hätte öffnen können. Hier war die Welt selbst versammelt und die Trennung von Innen und Außen in Frage gestellt. Es wurde also zwischen den erforderlichen Wahrnehmungsbedingungen künstlerischer Bilder und anderer Bilder einerseits und Skulpturen als dreidimensionalen Objekten andererseits, unterschieden.

Obwohl man alles daran setzte, die Exponate der Weltausstellung ins Bild zu überführen, wurden die Bilder der Kunst isoliert. Sie waren im Gegensatz zu den Arbeiten im Kristallpalast in individueller Handarbeit hergestellt. Ihre Begegnung mit dem Betrachter besaß trotz der öffentlichen Ausstellungssituation einen fast privaten Charakter. Die Bilder der Kunst sollten Zwiesprache ermöglichen. Daher wurden sie zwar zeitgleich zur ersten Weltausstellung, aber in den steinernen Räumen der Royal Academy gezeigt.

Diese Bilder waren nicht in dem beschriebenen Sinn Medium, sondern als Kunstwerke Ausdruck eines ganz anderen Authentizitätsversprechens. Sie dokumentierten nicht eine Situation oder einen bestimmten Gegenstand, sondern bezeugten den Künstler: Die Gemälde sind Repräsentanten seiner Ideen.[22] Diese Bilder konnten nur im Original genossen werden. Während die Holzstiche der Zeitungen mit ihrer Repräsentation der Waren das Verschwinden der Materialität der Dinge wie der Darstellung betrieben, übernahmen umgekehrt tradierte Verfahren der Bildherstellung, vor allem die Ölmalerei, zunehmend die Aufgabe, die Materialität des Bildes sichtbar zu halten. Das ging einher mit der Einschreibung des Künstlers in die Physis des Bildes, mit dem, was William Turner als Zentrum aller Malerei ansah: in einem materialmimetischen Akt der darzustellenden Natur zu entsprechen. Das schien den künstlerischen Schöpfungsakt als sichtbare Arbeit an der Materie ablesbar zu machen.

Dieser Strang der Offenlegung sichtbarer Spuren der physischen Aktion des Künstlers in der Materie zieht sich komplementär zur medientechnischen Entwicklung durch die Moderne. Der Widerstand gegen das Verschwinden der Auseinandersetzung mit dem Material der Bilder hat zu einem Gegendiskurs geführt und stellt eine Bastion gegen die Ubiquität flüchtiger Bilder dar. Es ließen sich Etappen dieser Korrelation in der Moderne benennen. So entwickelte sich mit der Fotografie die Bedeutung der Farbe als eigenständiges Material; im Zeitalter des Films traten seit dem frühen Kubismus ehemals bildfremde Materialien hinzu, was Kurt Schwitters bald darauf zu einer Ästhetik des Abfalls steigerte.[23] Mit dem Fernsehen als Massenmedium kam die Pop Art mit ihren banalen Alltagsgegenständen, die erstmals die Wand verließen und den Raum besetzten. Und seit Ende der 60er Jahre, seit der Entwicklung der Videotechnik muß der Betrachter in zunehmendem Maße in das Werk, das nun ein Raum ist, hineintreten, er wird selbst Teil des Kunstwerkes.

Rückeroberungen des Materials

Es scheint, daß das alte Programm der ›Vernichtung‹ der Materie und damit die Vorherrschaft des Optischen inzwischen so weit gediehen ist, daß nicht länger die Überwindung, sondern die Rückeroberung des Materials das Anliegen der Bildkünste ist. Anders formuliert: Ohne die ›niedere‹ Materie zu vergegenwärtigen, läßt sich kein Sieg über sie erzielen.[24] Ohne eine Vorstellung vom Bild und seinen Aufgaben zu besitzen, läßt sich seine Veränderung weder analysieren noch betreiben.

Das mag eine Arbeit von Shigeko Kubota aus den Jahren

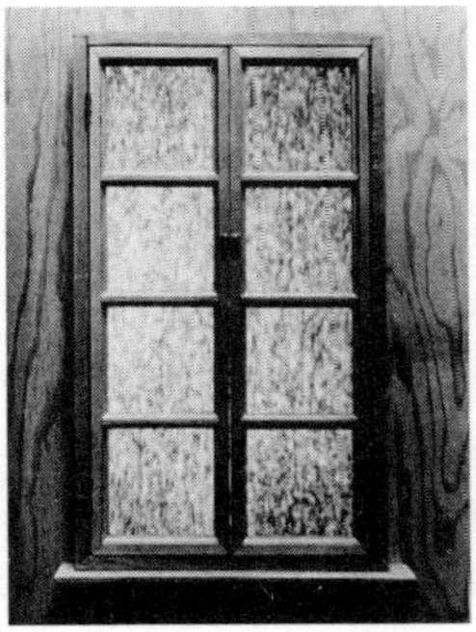

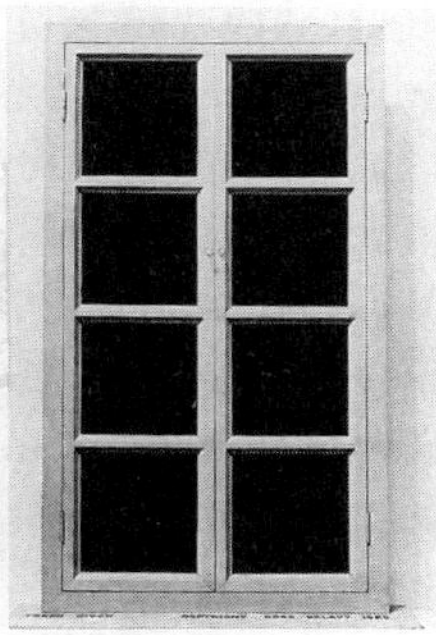

Abb. 6. Shigeko Kubota: *Meta-Marcel: Fenster*. Sperrholz, Monitor, 1976–77.
Abb. 7. Marcel Duchamp: *Fresh Widow*, Fensterobjekt aus Holz, 1920,
Paris, Centre Georges Pompidou.

1976/77 erhellen (Abb. 6), in der das Renaissance-Konzept vom Bild als dem geöffneten Fenster – unter Berufung auf Marcel Duchamps *Fresh Widow* (Abb. 7) von 1920 – reflektiert wird. Duchamp hatte die Scheiben eines geschlossenen Fensters restlos geschwärzt und damit die alte Funktion des Bildes in der Negation in Erinnerung gerufen. Er konnte so den Ort des Bildes markieren und zugleich seine Funktion verabschieden. Er hat das Fenster verschlossen und das Bild in ein Objekt überführt. Im Unterschied zu Duchamps Arbeit sind die Scheiben in Kubotas Skulptur aus transparentem Glas, und die Flügel des Fensters in einem hölzernen Quader lassen sich öffnen. Der Blick fällt auf das, was an die Stelle der gemalten Leinwand getreten ist: auf einen Monitor. Allerdings zeigt er keine gestalteten Formen, sondern ein Band, mit dem RCA-Farbensystem.[25] In Kubotas *Yesterday and Tomorrow* flimmert ein farbiger Lichtfluß, der sich als optisches Rauschen bezeichnen läßt.[26] Vorgeführt wird die sich ständig neu herstellende Farbigkeit, aus der Bilder aufgebaut werden, quasi die *prima materia* der neuen Medien. Dieses optische Rauschen enthält, wie einst das Konzept der *tabula rasa* in der Malerei des 16. und 17. Jahrhunderts, die Potentialität aller Bilder.[27] Kubota reflektiert durchaus

Albertis Metapher vom Bild als einem geöffneten Fenster in die Welt, nimmt sie – wie schon Duchamp – wörtlich, zeigt aber einen neuen Blick in einen noch nicht geformten Zustand. Darin liegt das Programm für eine neue Medienkunst, deren Bilder unendlich vielgestaltig sind und deshalb *keine* Form aufweisen. Sie erscheinen als energetisches Licht, haben jedoch ihren Ort in dem hölzernen Fensterrahmen, der sich öffnen läßt und dem imaginären Bildraum einen physisch erschließbaren Realraum entgegenstellt. Die Welt potentieller flüchtiger Bilder wird in den Raum fester Stoffe implantiert.

Das charakterisiert heute fast den gesamten Bereich der sog. Video-Skulptur, in dem oft traditionsreiche, ›ewige‹ Materialien die physische Dimension als Komplement zu den Bildern betonen. Das mag zwar zum einen der ästhetischen Steigerung der ungreifbaren Bilder durch Kontrastierung dienen, zum anderen aber werden hier Materie und Form auf eine neue Weise wieder zusammengebracht. Um das Pathos der ›immateriellen‹ Licht-Bilder zu brechen, werden sie an die Physis gebunden, sozusagen vom Kopf auf die Füße gestellt. Das läßt sich in einer Reihe von Arbeiten, etwa von Nam June Paik, Fabrizio Plessi, Marie-Jo Lafontaine und vielen anderen verfolgen. In ihnen stehen die Videobilder den unsublimierten Materialien, den Paik'schen Steinhaufen und Erdhügeln oder Plessis massiven Travertinplatten und Kohlebergen gegenüber. Die Medienbilder scheinen geradezu aus den Naturstoffen hervorzugehen. Damit ist die Transformation der Materialien wieder präsent, allerdings nicht als vollzogene ›Vernichtung des Stoffes‹, sondern als Aufrechterhaltung der Spanne zwischen Material und Bild. Vielleicht ist dies als Ausdruck des Wunsches verstehen, sich im Taumel der Bilder über deren Flüchtigkeit Bewußtsein zu verschaffen, um wenigstens mit Baudelaires Flaneur die Chance zu haben, aus den Erscheinungen das herauslösen zu können, was ›im Flüchtigen an Ewigem enthalten‹ sein mag.

Anmerkungen

1 Zu der Werkgruppe mit den closed-circuit Installationen s. Edith Decker: *Paik. Video. Die Installationen 1963–1984*, Köln 1988, S. 74 ff.

2 Dietmar Kamper nennt den ›Wahlspruch der europäischen Zivilisation: don't touch‹, in: ders.: *Bildstörungen. Im Orbit des Imaginären*, Schriftenreihe der Staatl. Hochschule für Gestaltung Karlsruhe, Heinrich Klotz (Hrsg.), Bd. 4, Stuttgart 1994, S. 62.

3 Wenn der Künstler im Unterschied zum Handwerker das Material gestalte, ›so trägt er ebenso wenig Bedenken, ihr Gewalt anzutun, nur vermeidet er, sie zu zeigen‹. Friedrich Schiller, Über die ästhetische Erziehung des Menschen (vierter Brief), mit einem Nachwort von Käte Hamburger, Stuttgart 1975, S. 13.

4 Schiller (wie Anm. 3), S. 91.

5 Johann Wolfgang v. Goethe: *Farbenlehre*, zit. n. Albrecht Schöne, Goethes Farbenlehre, München 1987, S. 95.

6 Erinnert sei an die Entwicklung eines Konzeptes von Energie, zu dem u.a Michael Faradays Arbeiten zur Transformation von Wärme, Materie und Licht beitrugen.

7 Goethe hat die Formulierung aus einem englischen Text, den man seinerzeit Lawrence Sterne zuschrieb, übernommen, s. Herbert v. Einem: ›Das Auge, der edelste Sinn‹, in: *Wallraf-Richartz-Jahrbuch*, Bd. 30, 1968, S. 279.

8 Neben der Fülle neuerer Literatur (Dietmar Kamper/Christian Wulf, Martin Jay, Michael Serres) s. auch v. Einem (wie Anm. 7), S. 275–286.

9 Die Formulierung geht auf Lessings *Emilia Galotti* zurück, s.: Wolfgang von Löhneysen, Raffael unter den Philosophen, Berlin 1992.

10 Vergleichbar ist Anette Messagers in einer Vitrine sorgsam aufgereihte Sammlung toter Spatzen (Le Repos des Pensionnaires, 1971/72) mit individuell gehäkelten ›Kleidchen‹. Vgl. Ausst.-Kat. ›Anette Messager‹, Los Angeles County Museum, New York Museum of Modern Art, 1995.

11 Gernot Böhme: ›Die Natur im Zeitalter ihrer technischen Reproduzierbarkeit‹, in: *Kunstforum international*, Bd. 114, Juli/Aug. 1991, S. 166–177.

12 Monika Wagner: ›Gras, Steine, Erde. Naturspolien in der zeitgenössischen Kunst‹, in: *Museumskunde*, 1/1996.

13 *National-Zeitung* 17. Mai 1851 (Morgenausgabe), S. 1.

14 Monika Wagner: ›*Vom Ewigen und Flüchtigen zum ewig Flüchtigen. Die erste Londoner Weltausstellung als Wahrnehmungsproblem*‹, in: *Nachmärz. der Ursprung der ästhetischen Moderne in einer nachrevolutionären Konstellation*, Thomas Koebner u. Sigrid Weigel (Hrsg.), Darmstadt 1996, S. 209–229.

15 Zu den Firmen, die schon in den 70er Jahren des 18. Jahrhunderts ihr Warensortiment in graphischen Bildern per Katalog verbreiteten, um es für einen

überregionalen Markt verfügbar zu machen, gehörte z. B. J. Wedgwood. Vgl. Geoffrey Wills: *Wedgwood*, London 1989, S. 66.

16 *The Times*, 2. 5. 1851, S. 6.

17 Théophile Gautier: ›*L'Inde*‹, in: ders.: *Caprices en Zig Zag*, Paris o.J. S. 243.

18 *Theorie der Fotografie: eine Anthologie*, Wolfgang Kemp (Hrsg.), Bd. 1: 1839–1912, München 1980, S. 160.

19 Monika Wagner, ›*Bilder für bequeme Körper. Zur Medialisierung der Reise im 19. Jahrhundert*‹, in: Ausst.-Kat. ›Im Bilde reisen. Moselansichten von William Turner bis August Sander‹, Elisabeth Dühr und Richard Hüttl (Hrsg.), Trier 1996, S. 15–24.

20 Frith in: *Photographic News* 1860, zit. n. *Egypt and the Holy Land in Historic Photographs. 77 Views by Francis Frith*, Einleitung von Julia Van Haaften, New York 1980, S. XVII.

21 *The Times*, 3. Mai 1851, S. 8.

22 Das entsprach dem tradierten Konzept einer Kunst, wie es Panofsky in *Idea* analysiert hat. Vgl. auch Gottfried Böhms Erläuterungen der ›ikonischen Differenz‹ als Einschreibung eines Sinnes, ›der alles Faktische überbietet‹, in: *Die Wiederkehr der Bilder*, in: *Was ist ein Bild?*, Gottfried Böhm (Hrsg.), München 1994, S. 30.

23 Andrea El-Danasouri: *Kunststoff und Müll. Das Material bei Naum Gabo und Kurt Schwitters*, München 1992.

24 Damit ist nicht gesagt sein, daß die Begegnung von Naturstoffen mit neuen Medien, die sich heute an jedem Hoteltresen finden, den Anspruch auf Kunst erheben. Zum problematischen Ort der Kunst: Hans Belting: *Das Ende der Kunstgeschichte. Eine Revision nach zehn Jahren*, München 1995, bes. S. 81, S. 164ff.

25 Ausst.-Kat. ›Shigeko Kubota. Video Sculpture‹, American Museum of the Moving Image, New York 1991, S. 32. RCA: Radio Corporation of America, die in den 50er und 60er Jahren das NTSC (National Televisionsystem Committee)-System der elektronischen Farbenübertragung einführte (USA, Kanada, Japan). James Monaco, Film verstehen. Kunst, Technik, Spache…, überarbeitete und erweiterte Neuausgabe, Reinbek bei Hamburg, 1995, Anhang I.

26 Vgl. Sibylle Berger: ›Rauschen – »was die Welt im Innersten zusammenhält«. Naturprozesse in Werken zeitgenössischer Künstler als Spurensuche und Sinnsatire‹, in: *Kritische Berichte* 19. H. 4, S. 52–62.

27 Horst Bredekamp, *Antikensehnsucht und Maschinenglauben. Die Geschichte der Kunstkammer und die Zukunft der Kunstgeschichte*, Berlin 1993, S. 100. Zur *tabula rasa* bei Künstlern der Arte Povera: Monika Wagner: ›*»Armes« Material als Hoffnungsträger*‹, in: Ausst.-Kat.: ›Kounellis. Die eiserne Runde‹, Hamburger Kunsthalle 1995, S.17f.

Thomas Wagner

Verlorener Überblick
Überlegungen zur gegenwärtigen Rolle der Kunstkritik[1]

Die Kunstkritik hat in den vergangenen Jahren keine besonders herausragende Rolle bei der Vermittlung, Beurteilung und Einordnung zeitgenössischer Kunst gespielt. Im Gegenteil. Die Kunstkritik ist, um es salopp auszudrücken, ziemlich auf den Hund gekommen. Dieser Hund hat aber nicht nur *einen* Namen.

Die Schwierigkeiten, denen sich die Kritik heutzutage ausgesetzt sieht, betreffen unterschiedliche Bereiche. Es mag deshalb hilfreich sein, sich die Möglichkeiten und Probleme der Kunstkritik zunächst in bezug auf die unterschiedlichen Arten ihres Auftretens, ihre Absichten und – nicht zuletzt – im Hinblick darauf anzuschauen, welchen Begriff von Kunst und welchen Begriff von Kritik ihre jeweiligen Spielarten voraussetzen und praktizieren.[2]

In einer ersten Annäherung an den Phänomenbereich ›Kunstkritik‹ haben wir es gegenwärtig mit den folgenden Erscheinungsformen von Kritik zu tun:

Erstens läßt sich eine am Journalismus ausgerichtete Kritik feststellen, die zumeist nur in verkürzter Form weitergibt, was

Künstler und Ausstellungsmacher formulieren. Diese Form ist nicht eigentlich Kritik, sondern Vermittlung mit einer Tendenz zur mehr oder weniger werbenden Ankündigung von Ereignissen. Sie verfährt weitgehend begriffslos nach dem Schema einer Suche nach Sensationen, die der Sache der Kunst selbst äußerlich bleiben. Beispiele dieser Art von Kritik finden sich zahlreich in regionalen wie überregionalen Tageszeitungen, in Magazinen wie *Der Spiegel* und *Focus*, aber auch in populären Kunstzeitschriften wie *Art* und *Artis*.

Die Artikelgattung, in der diese Form der Kritik zu sich selbst kommt, ist der Vorbericht. Hierbei wird ein mediales Ereignis simuliert, dessen Wirklichkeit nicht einmal mehr wahrgenommen wird.[3]

Zweitens stößt man auf eine sich progressiv gebende Form der Kritik, die sich an den Wünschen und Moden einer bestimmten ›Szene‹ orientiert und die nur scheinbar von theoretischen Erwägungen angeleitet agiert. Diese Form der Kritik ist in ihrem Kern strategisch, das heißt, es geht ihr nicht um eine Auseinandersetzung mit den Spezifika der Sache, sondern um eine Bestätigung der eigenen Vorurteile wie um eine Stabilisierung der propagierten Ideologie und des eigenen Einflusses. Diese Art der Kritik findet sich hauptsächlich in Organen wie *Texte zur Kunst* und *Kunstforum International*.[4]

Die dritte Form der Kritik, die gegenwärtig praktiziert wird, ist die akademische Form der Kunstkritik. Diese betätigt sich, was die Zahl der publizierten Aufsätze betrifft, weniger auf dem Feld der zeitgenössischen Kunst. Sie operiert zumeist mit Hilfe solider begrifflicher Standards, die sie in der Auseinandersetzung mit der Kunst der Vergangenheit entwickelt hat.

Ihr größtes Manko gegenüber den beiden anderen Formen besteht darin, daß sie zum Teil mit enormer zeitlicher Verzögerung erscheint.[5] Das hat zur Folge, daß das Gewicht einer in der Kenntnis des Historischen fundierten Position in der öffentlichen Auseinandersetzung zumeist hoffnungslos zu spät kommt.

Mehr noch: In der Anwendung ihrer Begrifflichkeit – man könnte auch sagen, in der Verliebtheit in eine akademische Fachsprache –, kommt solche Kritik in der Regel nicht über eine Sichtung des Materials hinaus, das sie dem Stand der jeweiligen Forschung gemäß beurteilt. Das Neue erscheint hier als das defizitäre Alte. Die entsprechenden Publikationsorgane sind hier beispielsweise die *Kunstchronik* und die *Zeitschrift für Kunstgeschichte*, in einzelnen Beiträgen gelegentlich der *Merkur*.

Diese erste Skizze der gegenwärtig praktizierten Formen der Kunstkritik zeigt bereits, daß ein methodisch fundierter Begriff der Kritik, gar eine theoretisch untermauerte Praxis, nicht in zureichender Weise existieren.

Verwechselt die journalistische Kritik Kunst mit einem Ereignisanlaß, so verwendet die ambitionierte Szene-Kritik Kunst als Treibstoff einer Begriffsmaschine, die zwar ständig lautstark explodiert, die es sich selbst aber unmöglich macht, ein Bewußtsein von der Tragfähigkeit und von den Bedingungen der Anwendbarkeit der schnell und heftig verbrannten Begriffe zu entwickeln. Als Motor zur schnellen Beschleunigung der Karriere des Kritikers gedacht, vermeidet es vor allem die Szene-Kritik, einen unabhängigen, auf das kritische Geschäft konzentrierten Kritiker hervorzubringen. Statt dessen wird der Kritiker-Kurator inthronisiert. Er fungiert als Scharnier zwischen Kunst und Kritik. Scharniere aber sind – per definitionem – nicht eben unabhängig.

Beide Arten der Kritik verfehlen die Sache, weil sie eine Bestimmung dessen, was das spezifisch Künstlerische ihres Gegenstandes ausmacht und wie der eigene Standpunkt mit der Sache verwoben ist, nicht reflexiv in ihre Überlegungen einbeziehen. Die akademisch orientierte Kritik verfährt dazu reziprok. Sie verfügt über einen am Historischen entwickelten Begriffsapparat, erreicht aber zumeist den Gegenstand der Kritik, das einzelne Werk, nicht mehr. Wo die Szene-Kritik munter mit Theoriepartikeln jongliert und Urteile nicht auf die plausible

Verbindung von Anschauung und Begriff gründet, da verharrt die akademische Kritik beim objektivierenden Kommentar, der sich zuallererst an die Aussagen des Künstlers hält und diese wie in einer Buchführung verwaltet.

Für den Schriftsteller mag, wie der französische Philosoph Alain einmal bemerkte, Geduld die höchste Tugend sein.[6] Er kann abwarten, bis die Begriffe sich ordnen und die Worte sich wie reife Trauben ablösen. In einer vergleichbaren Position mag sich der an einer Universität, einer Akademie oder einer Medien-Hochschule institutionalisierte Kunsthistoriker befinden.

Der Kritiker aber steckt mitten im Getriebe. Geduld kann und darf seine Sache nicht sein. Die Ungeduld, die sein Geschäft prägt und seine Produktion bestimmt, ist freilich keine Oberflächlichkeit. Sie bestimmt vielmehr seinen Standort in der Gegenwart.

Vollends zum Vorteil gereicht eine reflektierte Form der Ungeduld der Kritik in einer historischen Situation, in der eine Umorientierung historischer Sinnpotentiale und ästhetischer wie künstlerischer Fragestellungen stattfindet oder eben bevorsteht. Im Moment einer solchen Krise, da zur Entscheidung steht, wie mit dem im Archiv der Kunstgeschichte aufbewahrten Wissen, wie mit den überlieferten Bildbegriffen und der erkenntnistheoretischen wie erkenntnispraktischen Relevanz künstlerischer Positionen umzugehen sei, reicht es nicht aus, sich als Archivar zu betätigen, der lediglich neues Material ins Archiv eingliedert. Der Kunstkritik als einer situationistischen Aktivität, die beweglich sein und propädeutisch wirken sollte, kommt hier eine wichtige Aufgabe zu, auf die sie allerdings nur unzureichend vorbereitet ist.

Einen der Gründe, weshalb sich die Kunstkritik dieser Aufgabe nur zögerlich stellt, sehe ich in der Legende, sie sei wirkungs- und machtlos geworden, ihre Vertreter seien Exemplare einer Gattung, die vom Aussterben bedroht sei. Nicht mehr die Kritik, so das Argument, sondern die konzertierte Aktion von

Sammlern, Galeristen und Museumsdirektoren entscheide über den Erfolg oder Mißerfolg eines Werks. Solche Larmoyanz ist nicht nur unbegründet und kontraproduktiv. Sie laboriert auch an einem falschen Begriff von Kritik.

Nur wer sich, wie in den fünfziger Jahren Großkritiker – etwa Clement Greenberg –, als Schiedsrichter auf dem Felde der Kunst begreift, muß enttäuscht sein, wenn die große Resonanz ausbleibt und wenn derjenige, dem man die rote Karte zeigt, sich unbeeindruckt abwendet. Entscheidend sind vielmehr die Stringenz und die historische Dringlichkeit der Argumentation, sind Empfindlichkeit und Offenheit der Wahrnehmung, ist ein Gespür für eine angemesse Sprache – nicht aber, ob die Qualität der Kritik ohne Verzögerung erkannt wird und uneingeschränkte Zustimmung findet.

Viele Kritiker haben allerdings noch nicht bemerkt, wie grundlegend sich die Gegenstände, die sie kritisieren, und die Spielregeln der Kritik selbst inzwischen verändert haben. Wenn nicht im Genuß eines donnernd ausgesprochenen Urteils, also in einer Art narzißtischem Selbstgenuß, der sich aus der Reue des Kritisierten speist, worin bestehen dann emotionaler Gewinn und sachlicher Ertrag der Kritik? Es sind die Freuden und Leiden des Mittendrin, gelegentlich sicher auch der Wunsch nach einem Überblick, auch wenn dieser nur einen kurzen Moment Bestand haben kann, die der Kritiker auskostet. Einen ›wahren‹, einen objektiven Standpunkt allerdings gibt es nicht mehr; wenn es ihn denn je gegeben hat. Alles, was die Kritik heute im wörtlichen Sinn zur Sprache bringen kann, ist vorläufig. Vorläufig aber im Hinblick auf welches Ziel?

›Das Labyrinth‹, so notiert Walter Benjamin, ›ist der richtige Weg für den, der noch immer früh genug am Ziel ankommt. Dieses Ziel ist der Markt.‹[7]

Der Markt erweist sich für die selbstbewußte Vorläufigkeit der Kunstkritik als das Ziel, dessen Erreichen es hinauszuzögern gilt. Ob der Weg deshalb labyrinthisch verschlungen sein muß, sei dahingestellt. Sicher aber ist, daß die Kritik damit zu rechnen hat, für Zwecke des Marktes eingespannt zu werden. In der Abkehr von einer solchen Instrumentalisierung aber entdeckt die Kritik ein anderes Ziel – das der Zeitgenossenschaft in der Sache.

Die geforderte Vorläufigkeit, die auf eine Sache reagiert, gleicht der Fähigkeit zur Improvisation, die Brecht im Motto zu seinen ›Buckower Elegien‹ anspricht:

›Ginge da ein Wind
Könnte ich ein Segel stellen.
Wäre da kein Segel
Machte ich eines aus Stecken und Plane.‹[8]

Das wirklich Brauchbare, so scheint es, besteht in Aushilfen, in improvisierter Funktionstüchtigkeit, nicht in endgültigen Lösungen.

Statt, wie es Benjamin in seinen ›Thesen zur Technik des Kritikers‹[9] empfiehlt, mächtiger Stratege im Kulturkampf sein zu wollen, muß der Kritiker die Unverbindlichkeit seines Standpunktes endlich akzeptieren.

Mit der Aufgabe seriöser Vermittlung und vor allem damit, mit den notwendigerweise unzureichenden Mitteln einer der konkreten Gestalt des Kunstwerks fremden Sprache sich der Schwierigkeit zu stellen, das Wahrgenommene am Leitfaden der eigenen Wahrnehmung zu beschreiben, einzuordnen und vorsichtig zu beurteilen, hat er genug zu tun. Sicher ist ihm dabei nur der Boden, auf dem er gerade steht, und auch das nur insofern, als er ihn durch Argumente, die aus der Sache selbst stammen, festzutreten vermag. Er kann Vorschläge machen, Deutungen skizzieren, Fakten und Informationen mitteilen, ein abschließendes, gar objektives Urteil auszusprechen aber ist ihm unmöglich. So rückt, gegen die allgemeine Tendenz, nicht einfach das einzelne Werk wieder ins Zentrum. Dessen Komplexität tritt neben die der Umwelt-Werk-Relation. Werk und Kontext, das fordert Wolfgang Kemp[10] zu Recht, dürfen – weder in der Kunstgeschichte noch in der Kunstkritik – gegeneinander ausgespielt werden. Schließlich läßt sich der Kritiker als Subjekt seiner Wahrnehmung, seiner ästhetischen und außerästhetischen Erfahrungen, seines Wissens und seiner Neugierde, seiner Vorurteile und seiner Bereitschaft zu deren Revision, seiner Lernprozesse und seiner Geistesgegenwart nicht mehr von der Sache trennen, die er verhandelt.

Gerade angesichts einer Kunstentwicklung, in der zureichende Beschreibungs- und Beurteilungskategorien für Arbeiten mit Video, Computer und interaktiven Systemen mangels einer voll entwickelten Medientheorie ausstehen, wäre es absurd, Benjamins achter These zu folgen, die da lautet: ›Die Nachwelt vergißt oder rühmt. Nur der Kritiker richtet im Angesicht des Autors.‹[11]

Nicht das Amt des Richters kommt dem Kritiker als Zeitgenossen des Künstlers heutzutage zu. Er ist vielmehr dazu verurteilt, sein Komplize zu sein. Dabei agiert er freilich auf einem anderen Feld. Er muß die Relevanz einer künstlerischen Position unmittelbar nach ihrem Auftreten erkennen, untersuchen, testen und dokumentieren. Begreifen, womöglich vollständig, kann er sie nicht. Dabei hat er Benjamins Aussage zu beherzigen, der Kritiker präge Schlagworte, ohne die Ideen zu verraten. Daß eine unzulängliche Kritik den Gedanken beständig an die Mode verschachert, erlebt er dabei täglich. Das allerdings ist kein Grund, es ebenso zu tun.

Die Schwierigkeiten der Kunstkritik in der Beschäftigung mit zeitgenössischer Kunst liegen auf der Hand. Begriffe wie das ›Neue‹ oder ›Avantgarde‹ sind zu Schlagworten geworden, mit denen sich nicht mehr arbeiten läßt. Ein anderer, an Kunst selbst entwickelter Begriff von Experiment, der sich aus der Umklammerung einer naturwissenschaftlichen Methodik gelöst hat, steht nicht zur Verfügung. Ebensowenig sind andere, womöglich an die Stelle der Neuheit tretende Begriffe, wie etwa der Begriff der ›Wiederholung‹[12], zureichend entfaltet, so daß sie sich anwenden ließen.

So müssen Beschreibungskategorien und Beurteilungskriterien bis auf weiteres am jeweiligen Werk entwickelt werden. Nur für dieses aber können sie Gültigkeit beanspruchen. Es muß also eine Sprache gefunden werden, die dem Gegenstand, dem Werk und seinen vielfältigen Resonanzräumen angemessen ist. Doch was in der Kunst einigermaßen neu ist, wird meist mit den gleichen Worten umschrieben, wie das Alte auch schon. Die Begriffe, mit denen gerade entstandene Arbeiten erschlossen werden, gehören oft genug früheren Arbeiten an, beziehen sich auf andere Medien und andere Epochen. Sie müssen verschwinden oder durch neue Definitionen ersetzt werden.

Aus der Erkenntnis dieses bedenklichen Zustands ergibt sich ein wichtiges Desiderat; der Realitätssinn aber lehrt uns, daß vor dessen Erfüllung allerest das Bewußtsein entwickelt werden muß, daß hier überhaupt ein Defizit der bestehenden und eine Aufgabe der künftigen Kritik liegt.

Vielleicht ist Kunstkritik unter den gegebenen Umständen ja nichts anderes als eine Trapeznummer ohne die Absicherung durch ein Netz wie das dicht geknüpfte der Kunstgeschichte. Die Kritik muß sich das Trapez gleichsam im Fluge schaffen, um sich im nächsten Moment daran zu klammern. Mit einem Kommentar, der sich an die Stelle des Werks drängt und dieses zu ersetzen sucht, hat das nichts zu tun. Hans Belting verweist in der Revision seiner Überlegungen zum ›Ende der Kunstgeschichte‹[13] zu Recht auf die Differenz zwischen einem das Kunstgeschehen begleitenden und einem aus historischer Distanz argumentierenden Kommentar. Kunstkritik aber konkurriert nicht mit der zum Kommentar transformierten Kunst einerseits und mit dem aus historischem Abstand gegebenen Kommentar des Historikers andererseits. Sie ist überhaupt keine Spielart des Kommentierens, sondern eine erste und vorläufige

Probe der Anwendbarkeit und der Schaffung von Begriffen und ein Verantworten der stets vorläufigen Ergebnisse.

Und selbst wenn Kritik als Veranstaltung zu sehr von der Notwendigkeit zu Schnelligkeit und akrobatischer Gelenkigkeit geprägt zu sein scheint, um die Aufgaben der Kunstwissenschaft übernehmen zu können, so wird sie sich doch auch künftig der ihr zukommenden Aufgabe nur dann erfolgreich stellen, wenn sie über ein ausreichendes historisches Wissen verfügt. Wie der Kunsthistoriker, der ja auch zuweilen als Kritiker tätig ist, kennt der Kritiker die Tradition, ihre Konstanten, ihre Brüche und Umschwünge. Aber er geht anders mit dem Wissen um, zieht andere, zuweilen recht hypothetische Schlüsse aus diesem. Er reorganisiert nicht bezüglich eines Zeitpunktes der kulturellen Vergangenheit eine Anzahl von Fakten, daß aus ihnen eine kohärente ›Geschichte‹ entstehe. Der Kritiker organisiert überhaupt erst einen Stand-Punkt, und er darf dabei nicht vergessen, daß er stets in der Gegenwart zu den Zeitgenossen spricht.

Statt also eine Diskussion durch den Anspruch auf beständige Wahrheit zu unterbinden, noch bevor sie begonnen hat, und statt eine methodisch nicht gesicherte pseudo-historische Position zu fingieren, mit der sich der Kritiker doch nur die Veränderungen vom Halse hielte, die um ihn her in der Kunst wie in der Gesellschaft sich vollziehen, sollte eine sich ihrer Vorläufigkeit bewußte Kritik versuchen, eine Auseinandersetzung zu befördern, in der erste Vorschläge zu einem Begriff des Zeitgenössischen unterbreitet werden.

Was Gilles Deleuze über die Philosophiegeschichte sagt[14], das gilt mutatis mutandis auch für die Kunstkritik: Sie gleicht der Porträtkunst in der Malerei. Sie muß Ähnlichkeit suchen, aber sie muß sich dabei solcher Mittel bedienen, die nicht ähnlich sind. Es sind sprachliche, begriffliche, auch assoziative Mittel. Eine solche Ähnlichkeit muß produziert werden und darf nicht Mittel der Reproduktion sein.

Einzig die Plausibilität und die Überzeugungskraft der von

ihr verantworteten Verbindung von Begriff und Sache, von Argument und Gegenstand, von Werk und Interpretation hindert die Kritik daran, zur bloßen Meinung, zur billigen Strategie, zur Ansicht oder zum Geschwätz zu verkommen.

Dabei kämpft die Kritik noch immer mit der Schwierigkeit, daß sie mit den drei Gesichtern, mit denen Thierry de Duve die Kunstgeschichte zu Beginn des Jahrhunderts charakterisiert,[15] nichts mehr anfangen kann. Weder aus einem Standpunkt, der offen reaktionär, gemäßigt modern noch entschlossen avantgardistisch wäre, ließe sich heute noch ernsthaft Gewinn schlagen. War die Kunstkritik im 19. Jahrhundert zusammen mit den Salons noch eine Institution, die den Geschmack der Epoche verwaltete, so sind ihr Geschmacksurteile inzwischen suspekt geworden. Wo sie sich ihrer doch einmal bedient, verteidigt sie den Geschmack gegen die Epoche.

Gerade in bezug zu den neuen Medien wäre es wichtig, daß die Kritik sprachliche Echokammern schaffte, die ein Begreifen vorbereiten und ermöglichen. Hier muß sie den Mut aufbringen, sich zu einer Veranstaltung zu machen, die einen adäquaten sprachlichen Ausdruck für das in und mit der Kunst Erlebte, das Gefühlte, das Gesehene und das Erahnte allererst sucht. Würde sie sich lediglich festhalten an dem, was sie bereits weiß, sie verkäme zur Registratur.[16]

Begriffe, das lehrt eine auf die Vielfalt des Endlichen konzentrierte Philosophie, sind immer nur lokal anwendbar.[17] Somit wäre für den Augenblick schon viel gewonnen, wenn die Kritik damit aufhören würde, so zu tun, als habe sie an der gegenwärtigen Krise, die eine Krise der Anschauung genannt werden kann, keinen Anteil. Wenn die Kunstgeschichte dies im Großen und Ganzen noch immer tut, ist das schlimm genug. Im Gerede über die Krise der Kunst spiegelt sich die Krise der Kritik. In dieser Situation kann sie sich nicht länger auf den Feldherrenhügel des Urteilens zurückziehen. Einen solchen herausgehobenen

Standort gibt es nicht mehr. Der Blick von oben – überlegen, unbehelligt, unangreifbar – ist unmöglich geworden. Selbst professionelle Kritiker können längst nicht mehr alle neu hinzukommenden Werke und Künstler wahrnehmen, ganz zu schweigen den aktuellen Stand der Debatte zu den Folgen der Ausbreitung der neuen Medien im Detail verfolgen. Statt an der Vertikalität des Überblicks festzuhalten, muß die Kunstkritik lernen, Horizontlinien zu verfolgen, Schleifen zu durchlaufen und Umwege zu machen. Sie muß versuchen, den Wechsel von einer Betrachtungsebene zur anderen in ihre Überlegungen einzubeziehen, und sie sollte sich nicht scheuen, Ergebnisse anderer Gebiete wie der Hirnforschung und der Kybernetik zweiter Ordnung, der Systemtheorie und der Chaosforschung auf ihre Relevanz für das kritische Geschäft hin zu prüfen.

Entsprach der Denkstil des Überblicks einem ›Realismus‹, ›einem Blick durch ein Guckloch auf das sich vor mir entfaltende Universum‹, wie Heinz von Foerster es ausdrückt,[18] so macht der ›Konstruktivismus‹ in seinen unterschiedlichen historischen Varianten den Kritiker zu einem Teil der Welt. Mit jeder seiner Handlungen wird nicht nur er, sondern auch die Welt verändert. Längst ist bekannt, daß die Eigenschaften des Betrachters in seine Art der Betrachtung einfließen. Versäumt wird, daraus Konsequenzen zu ziehen. ›Entscheidet man sich für die Ganzheitshaltung‹, so abermals Heinz von Foerster, ›dann wird der Blick entfesselt, und mit Tat und Wort formt man die Welt: die Welt ist Sprachrohr geworden.‹[19]

Ein großer Teil der Kritik lebt freilich noch im Schein von Petroleumlampen und meint, die aus dem späten neunzehnten und frühen zwanzigsten Jahrhundert stammenden Wertungen, Werkbegriffe und Betrachterperspektiven ließen sich einfach übernehmen und nach Bedarf ergänzen. Doch spätestens seit den sechziger Jahren, vollends seit dem Auftreten von Video-Kunst, Performances und neuerdings von interaktiven elektronischen Systemen und den von diesen hervorgebrachten Partizipationsformen sieht jeder, wie sehr solche Kriterien an der Sache vorbeigehen. Um Mißverständnissen vorzubeugen: Der Kritik soll keine Bewegungslehre vorgesetzt, es sollen ihr keine gymnastischen Übungen verordnet werden; sie soll auch nicht mit neuen Methoden geistiger Flexibilität um jeden Preis beglückt werden. Dem falschen Glauben an einen Überblick abzuschwören, das wäre fürs erste schon genug. Dann nämlich müßte, wer solches tut, auch die Form der Kritik verändern, sie bewußt und mit allen Konsequenzen im Vorläufigen verankern.

Eine auf Zeitgenossenschaft ausgerichtete Kunstkritik, so bleibt zu hoffen, würde sich jenseits von Markt und Betrieb der Auseinandersetzung mit der konkreten Sache widmen, ob in bezug zu einem Einzelwerk oder einer Themenausstellung, ob als Analyse der Veränderungen der Funktionen von Kunst oder als Reflexion über die Handhabung von Präsentationsformen. Kritische Zeitgenossenschaft, das könnte bedeuten, einen Standpunkt bezüglich prinzipiell unentscheidbaren Fragen einzunehmen, zu formulieren und zu verantworten.

Wenn Horst Bredekamp optimistisch konstatiert, die Welt der digitalisierten Bilder sei ›ohne die Kenntnis der Kunstgeschichte nicht im Ansatz zu begreifen‹, die Kunstgeschichte ihrerseits stehe ›vor der vielleicht bedeutendsten Herausforderung ihrer über vierhundertjährigen Geschichte‹[20], so mag er für wissenschaftliche, das heißt methodisch kontrollierte Formen der Rezeption recht haben. Was den Alltag von Kritik und Rezeption angeht, so übersieht er, daß es auf Seiten der nicht bewußt am Leitfaden einer Methode vorgehenden Rezipienten längst nicht mehr ums Begreifen geht. Die Frage ist vielmehr: Wen kümmert es? Wer wendet sich – mit dem nötigen Ernst, aber auch mit der nötigen Leidenschaft – überhaupt der Komplexität der zeitgenössischen Kunst zu?

Das Problem der Kunstgeschichte liegt also nicht darin, was die Kunstgeschichte tut, sondern darin, was sie unterläßt. Der

Schauplatz der Krisis der Kunst, der Schauplatz der Entscheidung, wohin sich eine Zeit wendet, die auf das Bild und dessen Wahrnehmung versessen zu sein scheint, ist – neben der Kunst und den Medien – vor allem die Kunstkritik. Diese läßt sich nicht aufs Begreifen einschränken. Weil sie die Konsistenz von Wahrnehmungen erprobt, weil sie Strukturierungen und Weltbilder, die ihr die Kunst vorsetzt, im Bewußtsein ihres eigenen Tuns testet, ist sie näher an der Zeit als die historische Forschung. Die Eulenflüge der Kunstwissenschaft und der Kunstgeschichtsschreibung erscheinen hier zwangsläufig verspätet. Nur wenn diese nicht länger abwarten, bis sich die Begriffe ordnen und sich die Worte wie reife Trauben ablösen, nur wenn sie an der Veränderung der Kunstkritik mitwirken, werden sie selbst bestehen können.

Anmerkungen

1 Es handelt sich um die leicht überarbeitete Fassung des in Karlsruhe gehaltenen Vortrags. Den Charakter des gesprochenen Wortes konsequent in eine Form der Schriftlichkeit zu überführen hätte bedeutet, einen völlig neuen Text herzustellen. So habe ich nur da, wo die Form des Vortrags zu sehr dominierte, korrigierend eingegriffen. Hinzugefügt habe ich einige Beispiele und Nachweise.

2 Auf eine Abgrenzung des Gegenstandsbereichs gegenüber der philosophischen Disziplin der Ästhetik und gegenüber dem Bereich kunstwissenschaftlicher Reflexion möchte ich hier nicht eingehen. Der Versuch einer Abgrenzung müßte sich auf der Seite der Kunstkritik orientieren am methodisch zu begründenden Vorrang einer an Wahrnehmung und Anschauung gebundenen Form der Vorläufigkeit. Herauszuarbeiten wären also ein Begriff von Kunstkritik, in dem diese als erste Testsituation für die Anwendung von Beschreibungs- und Interpretationskategorien mit einem hohen Maß an kontextueller Beweglichkeit bestimmt würde.

3 Als Beispiel unter vielen mag hier die Besprechung der Ausstellung von Rachel Whiteread in der Kunsthalle Basel dienen, die im *Spiegel* Nr. 35, vom 29.8.1994 erschien. Unter einem Foto, das die Künstlerin mit einer ihrer Arbeiten zeigt, steht als Bildunterschrift: ›Künstlerin Whiteread mit »Bernstein-Matratze« (1992): Leichenhaar im Abfluß‹. Im Text heißt es dazu: ›Ob Bett, ob Bad, ob Bahre – jede Liegestatt nach Menschenmaß suggeriert eine lebende oder tote

Person. Der Unterschied verschwimmt schon, wenn die »Äther«-Wanne, in ihrem Gipsblock über jede Alltagsebene emporgehoben, beinahe die Würde eines antiken Sarkophags annimmt. Andererseits wird kein unvorbereiteter Ausstellungsbesucher den zungenförmigen »Seziertischen« ihre makabre Herkunft ansehen. Dabei hat es Rachel Whiteread sehr erschreckt, im Abfluß eines Originals Leichenhaare vorzufinden.‹

4 So konstruiert etwa Isabelle Graw im Katalog der Ausstellung ›Fontanelle‹, die vom 26. Juni bis zum 5. September 1993 im Kunstspeicher Potsdam stattfand, in einem Text zur Whitney-Biennale desselben Jahres in New York einen Gegensatz zwischen ihrer Sicht der Dinge und der ›konservativen‹ Kritik. Nachdem sie über mehrere Druckseiten hinweg mit Versatzstücken aus allerlei Theorien jongliert hat, bekennt sie: ›Jetzt wird es langsam unumgehbar, auf einzelne Arbeiten der Whitney-Biennale einzugehen. Denn damit ließe sich vielleicht die eindeutige Botschaft von den Mehrdeutigkeiten trennen, die Installation als Illustration einer Absicht von dem Arrangement, das ästhetische Effekte kennt, benutzt und das visuelle Erlebnis mit dem kognitiven verbindet. Um eine detaillierte Diskussion hier führen zu können, hätten sich mir die Arbeiten als Einzelerlebnisse besser einprägen müssen. Es ist mir aber vor allem im nachhinein nicht möglich, einzelne Arbeiten von der überbordenden Grundstimmung loszulösen. Das war bei der documenta ähnlich. Einzelne Arbeiten wurden in der Erinnerung immer verschwommener, während der Gesamteindruck sich verschärfte.‹ Es drängt sich der Eindruck auf, es gehe hier weniger um eine Auseinandersetzung mit einzelnen Werken und deren ›politischer Agenda‹ als vielmehr um die Stabilisierung einer Vorurteilsstruktur der Autorin.

In der Besprechung der Ausstellung Martin Kippenbergers, ›Das 2. Sein‹, ebenfalls im Kunstspeicher Potsdam, geht Gerrit Gohlke in *Texte zur Kunst*, Nr. 15, September 1994, noch einen Schritt weiter. Nun werden *FAZ, taz, Die Woche* und die *junge Welt* allesamt als ›konservative Kritik‹ abgestempelt. Zitiert werden aus den jeweiligen Artikeln aber nur Schlagworte.

Ein weiteres Bespiel stellen Kritik und Interview zu der Schau ›Das Abenteuer der Malerei‹ in den Kunstvereinen Düsseldorf und Stuttgart im Band 131 von *Kunstforum International* dar. Einerseits erhalten die Kuratoren Raimund Stecker und Martin Hentschel in einem Interview breiten Raum, ihr Konzept vorzustellen. Andererseits erzählt Reinhard Ermen in seiner Besprechung, die den Namen Kritik nicht verdient, lediglich Klatsch zum Künstlermythos. Zu den gezeigten Arbeiten erfährt der Leser nur wenig. Das Ganze bewegt sich auf folgendem Niveau: ›So wird Dirk Skreber schon in Stuttgart als ein Hans Dampf in allen Gassen erkannt, doch erst im Rheinland stellt man fest, daß er ein Chamäleon ist.‹

5 Als Beispiel mag hier die Rezension zu Jonathan Browns *The Golden Age of*

painting in Spain, 1991 bei der Yale University Press erschienen, dienen, die sich im April-Heft der *Kunstchronik* des Jahres 1995 findet.

6 Alain: ›Die höchste Tugend des Schriftstellers‹, 8. Januar 1912, in: *Die Kunst sich und andere zu erkennen. Fünfundfünfzig Propos und ein Essai*, Auswahl, Übersetzung und Nachwort von Franz Joseph Krebs, Frankfurt am Main 1991: Bibliothek Suhrkamp 1067, S. 11.

7 Walter Benjamin: ›Charles Baudelaire. Ein Lyriker im Zeitalter des Hochkapitalismus, Zentralpark (16)‹, in: ders.: *Gesammelte Schriften*, Band I.2, Frankfurt am Main 1980, S. 668.

8 Bertolt Brecht: *Gedichte 2, Sammlungen 1938–1956*. Große kommentierte Berliner und Frankfurter Ausgabe, Band 12, Frankfurt am Main 1988, S. 310.

9 Walter Benjamin: ›Einbahnstraße. Die Technik des Kritikers in dreizehn Thesen‹, in: ders. (wie Anm. 7), Band IV.1, S. 108/109. Benjamin meint die Literaturkritik und spricht deshalb von ›Literaturkampf‹; seine Überlegungen lassen sich aber durchaus auf die Kunstkritik übertragen.

10 Wolfgang Kemp: ›Kontexte. Für eine Kunstgeschichte der Komplexität‹, in: *Texte zur Kunst*, Frühjahr 1991, 2. Jahrgang Nr. 2, S. 89–101.

11 Walter Benjamin (wie Anm. 8).

12 Vgl. Sören Kierkegaard: *Die Wiederholung*, Düsseldorf/Köln 1955.

13 Hans Belting, *Das Ende der Kunstgeschichte. Eine Revision nach zehn Jahren*, München 1995, S. 33 pass.

14 Gilles Deleuze: *›Über die Philosophie‹*, in: ders.: *Unterhaltungen 1972–1990*, aus dem Französischen von Gustav Roßler, Frankfurt am Main 1993, S. 197.

15 Thierry de Duve: *Piktoraler Nominalismus. Marcel Duchamp. Die Malerei und die Moderne*. Aus dem Französischen von Urs-Beat Frei, München 1987, S. 45.

16 ›Man liest die Welt eher, als daß man sie sieht.‹ – Deleuze (wie Anm. 14), S. 229.

17 Vgl. Deleuze (wie Anm. 14), S. 214.

18 Heinz von Foerster: ›Das Gleichnis vom Blinden Fleck. Über das Sehen im allgemeinen‹, in: *Der entfesselte Blick*, Gerhard Johann Lischka (Hrsg.), Wabern-Bern, 1993, S. 22.

19 Von Foerster (wie Anm. 18), S. 31.

20 Horst Bredekamp: *Antikensehnsucht und Maschinenglauben. Die Geschichte der Kunstkammer und die Zukunft der Kunstgeschichte*, Berlin 1993, S. 102.

Schriftenreihe der Staatlichen Hochschule für Gestaltung Karlsruhe

Peter Sloterdijk: *Medien-Zeit. Drei gegenwartsdiagnostische Versuche.* (Band 1, 1993)

Kurt Weidemann: *Wortarmut. Im Wettlauf mit der Nachdenklichkeit.* (Band 2, 1994)

Edgar Reitz: *Kino. Im Gespräch mit Heinrich Klotz und Lothar Spree.* (Band 3, 1994)

Dietmar Kamper: *Bildstörungen. Im Orbit des Imaginären.* (Band 4, 1994)

Heinrich Klotz: *Eine neue Hochschule (für neue Künste).* (Band 5, 1995)

Volker Albus u. a.: *Design. Texte zur Theorie und Praxis.* (Band 6, 1996)

Chup Friemert: *Radiowelten. Zur Ästhetik der drahtlosen Telegrafie.* (Band 7, 1996)

Hans Belting, Siegfried Gohr (Hg.): *Die Frage nach dem Kunstwerk unter den heutigen Bildern.* (Band 8, 1996)